前　言

随着人们健康意识的提高，越来越多的人开始吃素，素食文化成为新的风尚。素食之所以能够成为一种流行趋势，主要原因和现代人的饮食习惯有关。高脂肪、高胆固醇、高蛋白质的食物固然美味，但其诱发的慢性疾病也大幅增加。无肉不欢带来的结果多数是心脑血管疾病、痛风、中风、癌症等，此外还易感染和食肉有关的疾病，如禽流感、口蹄病、疯牛病、寄生虫感染等。

素食是一种零胆固醇、高纤维、低热量、富含维生素与矿物质等营养成分的健康食物，这些营养元素不仅能满足人体健康的各项需求，还能够防止肥胖、延缓衰老。根据营养学家研究，素食者比非素食者寿命更长。比如，墨西哥中部的印第安人是原始的素食主义民族，平均寿命极高。另外，素食者的体重要比肉食者的体重轻很多，这是因为肉类比植物蛋白含有更多的脂肪，肉食者摄取过多的蛋白质也会转化为脂肪。吃素的好处固然很多，但食材多样化的重要性也不能被忽视。《黄帝内经·素问》中提出了"五谷为养，五果为助，五畜为益，五菜为充，气味合而服之，以补精益气"的

膳食配伍原则，证明了膳食搭配的重要性。

　　本书从健康的角度出发，介绍了多种素食的做法，给出了详细的烹饪过程，还为读者介绍了每一种食材的营养成分。希望通过本书的介绍，打破你对素食菜品的固有印象，教会你运用创意和巧思，做出菜品多样、味道丰富、色彩艳丽的家常素菜。

惊人的素食餐

郭明杰◎主编

YNK 云南科技出版社
·昆明·

图书在版编目（CIP）数据

惊人的素食餐 / 郭明杰主编. -- 昆明：云南科技出版社, 2025.3. -- ISBN 978-7-5587-5795-2

Ⅰ. R247.1

中国国家版本馆CIP数据核字第2025BH4145号

惊人的素食餐
JINGREN DE SUSHI CAN
郭明杰　主编

出 版 人：温　翔
责任编辑：代荣恒
特约编辑：郁海彤　康永红
封面设计：李东杰
责任校对：孙玮贤
责任印制：蒋丽芬

书　　号	ISBN 978-7-5587-5795-2
印　　刷	三河市南阳印刷有限公司
开　　本	710mm×1000mm　1/16
印　　张	9
字　　数	90千字
版　　次	2025年3月第1版
印　　次	2025年3月第1次印刷
定　　价	59.00元

出版发行：云南科技出版社
地　　址：昆明市环城西路609号
电　　话：0871-64134521

版权所有　侵权必究

目 录

素食的健康密码

果蔬的营养价值……………… 2
   蔬菜水果 ………………… 3
   维生素和矿物质 …………… 4

五色蔬菜补五脏……………… 9
   五色蔬菜 ………………… 9
   蔬菜的四性五味 ………… 12
   根据体质挑选果蔬 ……… 17

叶菜类

菠菜——营养模范生……… 26
   果仁菠菜 ………………… 27
   炒菠菜 …………………… 28
   凉拌菠菜 ………………… 29

芹菜——天然降压药……… 30
   凉拌芹菜花生 …………… 31

油菜——美肤佳菜………… 32
   油菜炒香菇 ……………… 33

油麦菜——草中之王……… 34
   浇汁油麦菜 ……………… 35

小白菜——叶酸冠军……… 36
   彩椒炝炒奶白菜 ………… 37

大白菜——冬菜一宝……… 38
   白菜粉丝炖豆腐 ………… 39
   凉拌白菜丝 ……………… 39

圆白菜——血管清道夫…… 40
 火爆圆白菜 ………… 41
茼蒿——皇帝菜 …………… 42
 清炒茼蒿 …………… 43
韭菜——春天第一菜 ……… 44
 韭菜炒鸡蛋 ………… 45
芥菜——长寿菜 …………… 46
 彩椒香菜凉拌芥菜丝 … 47
空心菜——绿色精灵 ……… 48
 清炒空心菜 ………… 49
西芹——抗癌菜 …………… 50
 西芹炒百合 ………… 51
生菜——减肥良菜 ………… 52
 蚝油炒生菜 ………… 53

香椿芽——树上蔬菜 ……… 54
 香椿拌豆腐 ………… 55
芥蓝——菜中灵芝 ………… 56
 浇汁芥蓝长山药 …… 57
蕨菜——山菜之王 ………… 58
 蕨菜油豆皮 ………… 59
鸡毛菜——补钙冠军 ……… 60
 虫草花凉拌鸡毛菜 … 61
 上汤鸡毛菜 ………… 62
娃娃菜——秋补之王 ……… 63
 蒜蓉粉丝娃娃菜 …… 64

菌菇类

银耳——菌中之冠 ………… 66
 浇汁银耳拌笋片 …… 67
黑木耳——素中之王 ……… 68
 小米椒苦瓜捞汁黑木耳 … 69
香菇——菇中皇后 ………… 70
 素食合炒 …………… 71

金针菇——蛋白质库 ……… 72
 清蒸金针菇云南小南瓜 … 73
平菇——天然抗生素 ……… 74
 平菇沙拉 …………… 75
杏鲍菇——素食之王 ……… 76
 素炒杏鲍菇 ………… 77

西芹辣炒杏鲍菇丝 …… 78
白玉菇——金枝玉叶……… 79
　西芹彩椒小炒白玉菇 … 80

口蘑——天下第一蘑……… 81
　葱香口蘑核桃仁 ……… 82

豆品类

蚕豆——聪明豆…………… 84
　白玉菇小炒青蚕豆 …… 85
青豆——豆中之王………… 86
　玉米青豆糖炒小麻团 … 87
豆芽——菜中人参………… 88
　凉拌豆芽菜 …………… 89
豆腐——植物肉…………… 90
　麻婆豆腐 ……………… 91

豆干——素火腿…………… 92
　西芹拌香干 …………… 93
千张——健体菜…………… 94
　香椿苗拌干豆腐丝 …… 95
四季豆——福豆…………… 96
　家常四季豆 …………… 97
豇豆——能量菜…………… 98
　彩椒豇豆炒海鲜菇 …… 99
　豇豆素炒茄条 ………… 100

果菜类

西红柿——长寿果………… 102
　新鲜蔬菜沙拉 ………… 103
黄瓜——厨房中的美容剂… 104
　醋拌黄瓜段 …………… 105

凉拌黄瓜胡萝卜 ………… 105
茄子——昆仑紫瓜………… 106
　家常美味烧茄子 ……… 107

3

丝瓜——养颜第一瓜 108
 丝瓜炒蛋 109

苦瓜——君子菜 110
 炝炒苦瓜 111
 苦瓜炒蛋 112

根茎类

土豆——地下人参 114
 炝炒酸辣土豆丝 115

红薯——平安菜 116
 烤红薯 117

莲藕——水中之宝 118
 凉拌红油藕片 119

山药——神仙之食 120
 蓝莓山药 121

花生——长生果 122
 油炸花生米 123

马蹄——地下果 124
 枸杞西米露酿马蹄 125

西蓝花——天赐良药 126
 蒜蓉西蓝花 127

菜花——天赐良药 128
 小米椒白灼花椰菜 129

白萝卜——自然界的消化剂 130
 酸辣萝卜泡菜 131

茭白——水中参 132
 浇汁百香果酱茭白丝 133

芦笋——洞庭虫草 134
 清炒鲜芦笋 135
 芦笋炒蘑菇 136

素食的健康密码

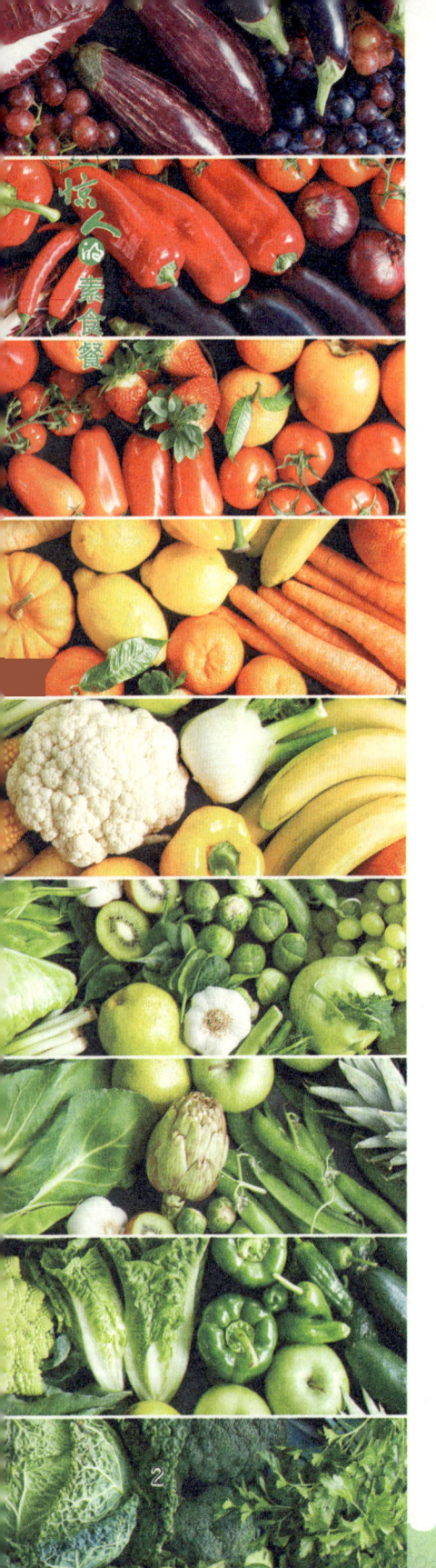

果蔬的营养价值

随着时间的推移,人们已经开始广泛提倡素食健康,认识到素食也可以提供人体所需的营养,素食不仅有助于降低慢性疾病的风险,还能有效改善病情。越来越多的人出于健康选择素食。只要素食者多注重食物的多样性和均衡搭配,保证营养全面就是对的。

素食爱好者通常摄入的水果、蔬菜、全谷物、豆类、坚果都是维生素、矿物质和膳食纤维的丰富来源。其中,维生素C和维生素E、β-胡萝卜素是保护身体免受自由基伤害最好的抗氧化剂,也可以促进细胞健康和延缓衰老。矿物质,如钙、铁和镁也对骨骼健康和肌肉功能至关重要。特别是绿叶蔬菜以及豆类,是铁的摄入来源,可以帮助人体预防贫血。素食中的膳食纤维含量也极为丰富,不仅有助于消化系统的健康,还可以促进肠道蠕动,还能有效预防便秘。膳食纤维也能起到控制血糖水平和降低胆固醇的作用。蛋白质也常常是素食爱好者的主要营养来源,所以豆类、豆制品、坚果和全谷物就是优质蛋白质的来源。素食爱好者只要注重合理搭配食物,人体就可以轻松摄入所必需的氨基酸。许多素食品当中含有一种健康的不饱和脂肪,如ω-3脂肪酸,其对心脏健康有益。

蔬菜的营养价值非常高,多样化的选择可以提供丰富的维生素、矿物质和膳食纤维。比如菠菜、包菜、油菜、甘蓝等,其中含有丰富的铁和钙。再有,根茎类蔬菜,如白萝卜、胡萝卜、土豆等是提供能量和纤维的来源;另有菌菇类,如香菇、平菇、金针菇、杏鲍菇等也含有不可缺少的氨基酸、粗纤维和维生素B、烟酸等,有助于调节新陈代谢和消化。

蔬菜水果

水果的营养价值也非常高,挑选新鲜的水果是维生素和矿物质摄入的重要来源。挑选应季水果,比如富含维生素C、维生素B_1、维生素B_2以及钙、磷、铁成分的苹果、猕猴桃、橙子、梨等,具有化痰止咳、促进代谢、增进食欲、预防便秘的作用。

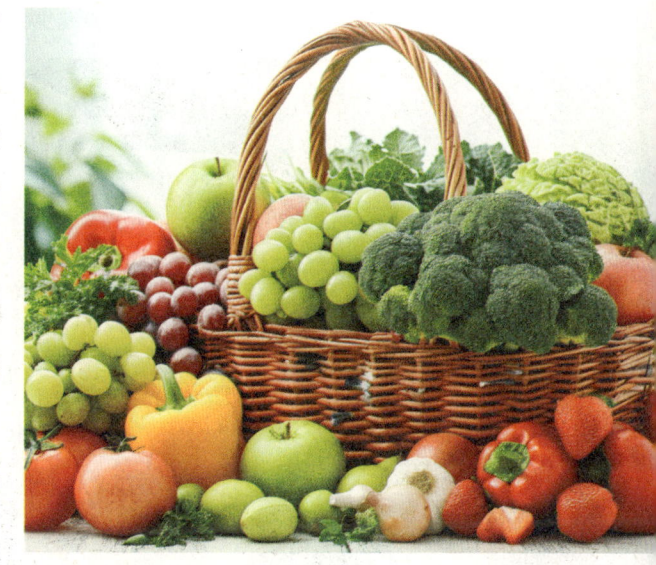

惊人的素食餐

蔬菜水果中的维生素是维持人体健康的一类有机化合物,对人体正常运转和预防疾病起到至关重要的作用。蔬菜水果中含有的维生素B_1,又名硫胺素,对神经系统不可或缺。维生素B_2,又名核黄素,人体细胞产生能量都离不开它的参与。如菠菜中就含有硫胺素和核黄素。杏含有维生素B_1,对于抗癌起到不错的作用。

维生素和矿物质

维生素 C 不仅有抗氧化的作用,还具有增强免疫力的作用。如甜椒、橘子等含有多种维生素,其中维生素 C 含量较高。蔬菜水果中含有的维生素 E 又被称为生育酚,它有助于保护细胞免受氧化损伤,如甜菜、玉米、菠菜、甘蓝、莴苣、卷心菜、山药、黑芝麻、核桃、南瓜、石榴、芒果、苹果、葡萄、木瓜、猕猴桃。橘子、哈密瓜、葡萄柚、木瓜、芒果、油桃、樱桃、西瓜、百香果、石榴、菠菜、胡萝卜、豌豆苗、青椒、红薯、甘蓝是维生素 A 的来源,对于皮肤干燥、

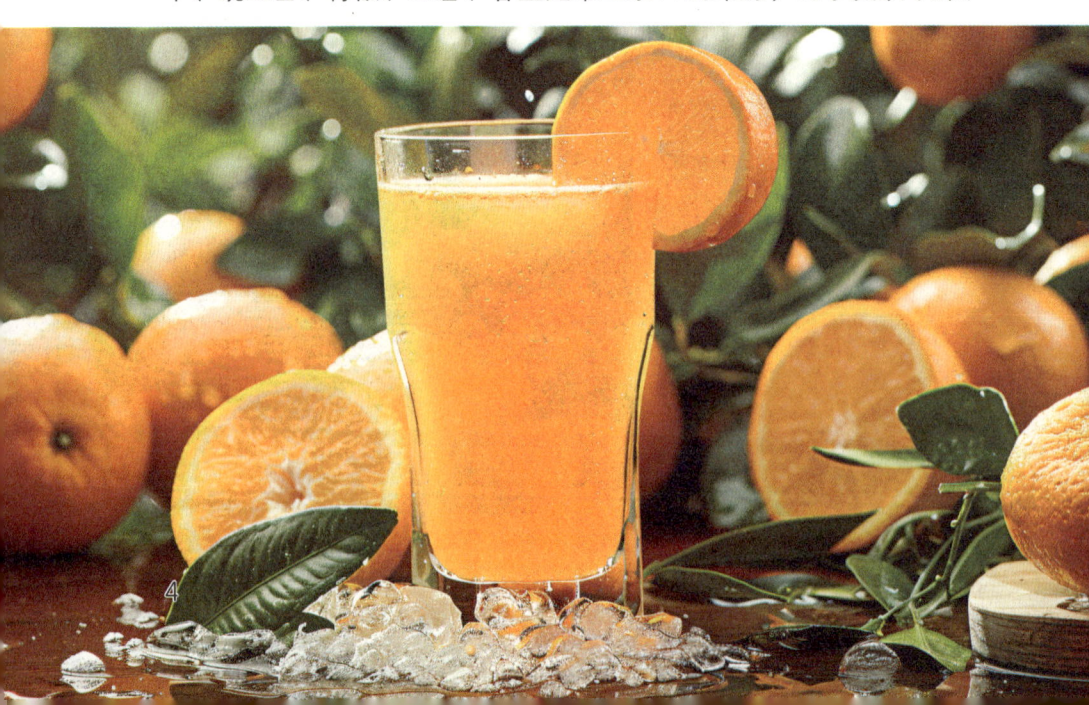

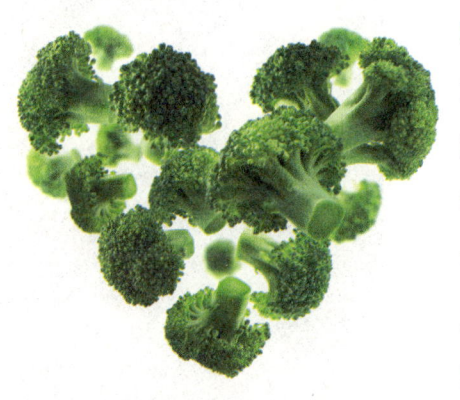

脱屑、粗糙有一定的作用。而黄花菜与胡萝卜当中含有的叶酸是健脑元素的良好来源。含有胡萝卜素丰富的蔬菜有西蓝花、芦笋、西红柿，水果有甜瓜、橘子、柚子等。同时，胡萝卜素要避免过多摄入，大量摄入会使其堆积在组织内无法被完全代谢，从而引起皮肤组织出现发黄的迹象。

矿物质是人体内无机物的总称，矿物质和维生素同样是人体必需的元素，是人体无法自身产生、合成的，也是构成身体组织和骨骼的重要成分。蔬菜水果中含有钙、铁、镁、钾、硒、磷等矿物质，对维持机体酸碱平衡起着重要作用。

蔬菜是钙的重要来源，但其中含有的草酸会限制钙的吸收，只要在食用前用沸水烫一下，即可除去大部分草酸，从而不会再影响钙的吸收。钙和磷是人体健康必需的元素，钙对于生长和发育有着重要作用。磷对于维护能量代谢、酸碱平衡等方面发挥着关键作用。蔬果中优质的钙来源包括花生、栗子、大豆、蚕豆、豌豆、李子、葡萄、南瓜子、白菜、菠菜、白笋、油菜、菜花等。

铁在血红蛋白中起到了运输氧气的关键作用，是人体生长发育所需要的微量元素，是制造血细胞的重要成分，可促进血液循环，有助于维持人体正常的新陈代谢。富含铁的蔬果，如木耳，对于缺铁性贫血的患者有很好的补充作用，还有很好的抗氧化功能，能够有效增强机体免疫力。樱桃、葡萄、桃子、苋菜、西红柿、红枣、海带、紫

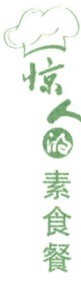

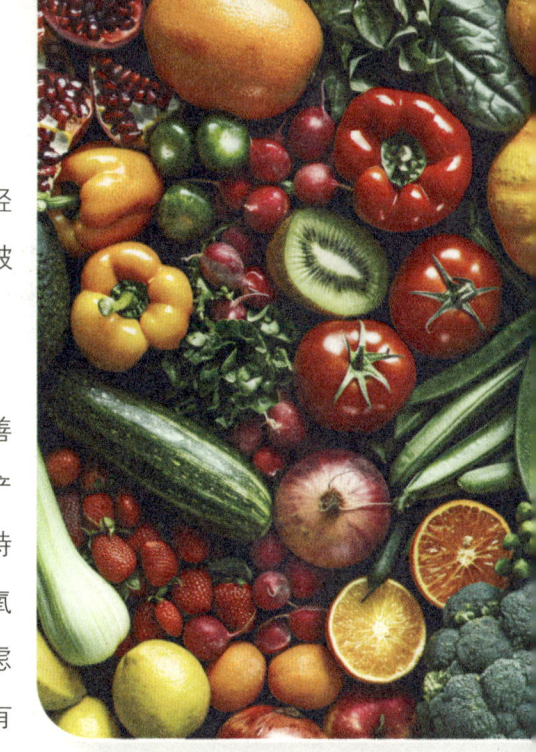

菜、芹菜、蘑菇等含铁量高,可经常食用,但由于食物中的铁不易被吸收,应同时服用维生素E。

蔬果中的镁具有调节酶反应、使人体的新陈代谢正常运作,改善食物的消化和吸收,促进能量的产生,并有促进神经肌肉功能、维持心血管健康、促进骨骼健康、抗氧化,平衡神经传递物质、缓解焦虑和紧张情绪的作用。含镁的蔬果有酸枣、椰子、榴莲、柿子、金橘、柠檬、石榴、橙子、茄子、萝卜、芥菜、紫菜等。

钾是人体重要的阳离子,可以维持细胞内、外的酸碱、电解质平衡,维持神经、肌肉的正常功能,还有助于排出多余的水分和盐分,减轻水肿。含钾的蔬果包括香蕉、苹果、桃、葡萄、梨、西瓜、花生、蘑菇、海带、马铃薯等。

硒是人体必需的微量元素之一,被称为"抗癌之王"。能够激活人体内抗氧化、抗衰老的酶,降低人体衰老的速度,对于心脑血管疾病、糖尿病、胃肠疾病有预防和治疗的作用。还可以帮助人体解毒,有助于人体减轻肝脏带来的负担,可以提高人体免疫力。富含硒的蔬果包括小麦胚芽、大蒜、香菜、油菜、蘑菇、芦笋、花生、洋葱、南瓜、桑葚、桂圆、苹果、葡萄等。

膳食纤维素是七大营养素之一,被称为"非淀粉多糖",主要含有果胶、非多糖木质素、纤维素和半纤维素,膳食纤维可分为可溶性膳食纤维和不溶性膳食纤维，对于预防慢性疾病有重要作用。可水溶性膳食纤维能够在水中溶解，可以形成凝胶状物质，如葡聚糖、果胶被肠道中的益生菌发酵，产生短链脂肪酸，可以维持肠道健康，有降低小肠对糖的吸收，防止血糖快速升高，减少体内胰岛素的释放，降低胆固醇、调节血糖的作用；非水溶性膳食纤维不能在水中溶解，包括纤维素、半纤维素、壳聚糖等，可起到促进肠道蠕动、促进排便、预防便秘的作用。含有膳食纤维的蔬果包括燕麦、玉米、春笋、木耳、香蕉、苹果、哈密瓜、葡萄、李子、柠檬、柚子、橙子等。

碳水化合物是一类重要的有机化合物，主要由碳、氢、氧所组成。分为单糖、双糖、多糖和寡糖四大类，在消化系统中被分解成单糖，并被吸收到血液中提供能量，有调节细胞活动的重要功能。碳水化合物的摄入对于维持正常生理功能至关重要。含有碳水化合物的蔬果包括芹菜、胡萝卜、土豆、甘蔗、甜瓜、西瓜、香蕉、葡萄等。

蛋白质的主要来源虽然不是蔬果，但蔬果对于维持生命活动和细

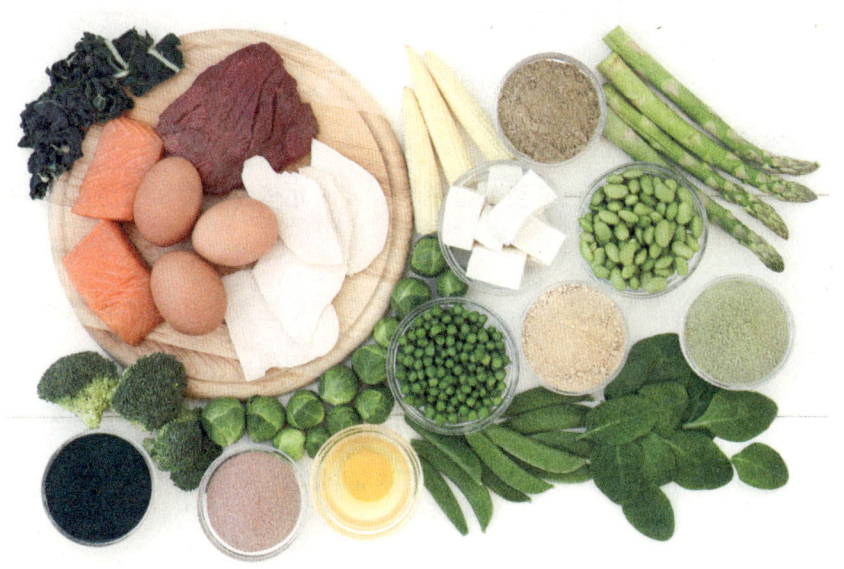

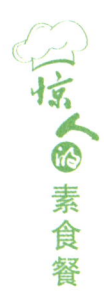

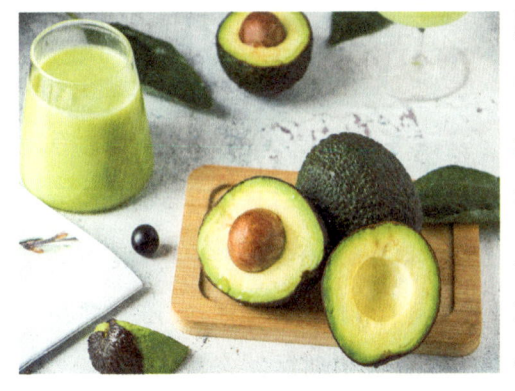

胞修复具有重要作用。蔬果中的蛋白质含量虽然低，但是种类多样，其中包含必需氨基酸和非必需氨基酸，有助于满足人体对蛋白质的需求。含有蛋白质的蔬果包括常见的高蛋白的菌类，如竹荪、猴头菇等，以及水果有牛油果、椰子、木瓜、水蜜桃、榴莲等。

脂肪在蔬果中的含量有所不同。脂肪为人体提供能量，食物脂肪由胃进入十二指肠，可刺激十二指肠产生肠抑胃素，使胃蠕动受到抑制而增加饱腹感。含有脂肪的蔬果包括豆角、牛油果、豆类等。

蔬菜水果中所含的维生素C，在体内会形成一种"透明质酸抑制物"，这种物质具有防癌、抗癌的作用，可以使癌细胞丧失活力。蔬菜水果中富含的膳食纤维能缩短食物残渣在肠道的时间，可以减少致癌物质的残留，促进其排出体外。

蔬菜水果中还富含各种有机酸及一些酶类、杀菌物质和具有特殊功能的生理活性成分。总之，素食饮食是一种健康、营养全面的饮食方式，可以为身体提供必要的营养素，同时也能降低多种慢性疾病的发病风险。

多样化的蔬菜水果选择可以提供丰富的维生素、矿物质和膳食纤维。叶菜类含有丰富的铁和钙；根茎类蔬菜提供能量和纤维；菌菇类具有增强机体免疫力、延缓衰老的功效。增加蔬菜水果摄入量，可减少致癌物质对组织细胞的损伤，降低肿瘤的发生率。

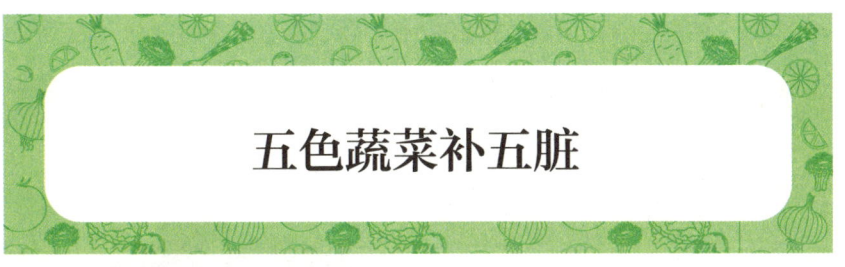

五色蔬菜补五脏

五色蔬菜

所谓"药补不如食补",所以常吃五种颜色不同的蔬菜有利于人体健康的调节!什么是五色入五脏?五色入五脏应该怎么补?五色入五脏是指常吃五种颜色的食物,即可以分别滋养人的五脏,蔬菜的五色即青色、赤色、黄色、白色、黑色五种颜色,而五色分别对五脏有不同的作用,具体是指青色(即绿)可以养肝、赤色(即红)可以补心、黄色可以益脾、白色可以润肺、黑色可以补肾。各个脏腑之间互

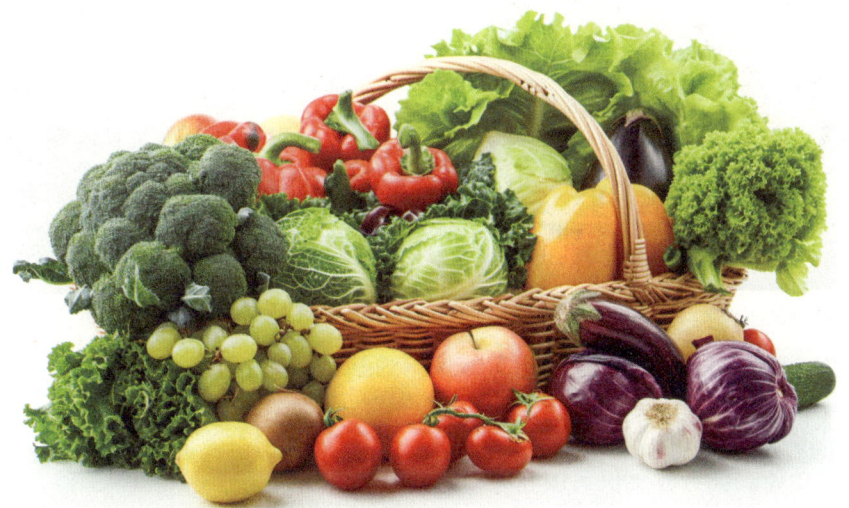

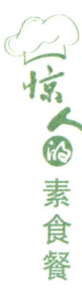

相关联，如肝旺则会伤脾、脾旺则会伤肾、肾旺则会伤心、心旺则会伤肺、肺旺则会伤肝，所以日常饮食均衡蔬菜类的摄入，使每个脏腑得到营养的供应与调节。

青色蔬菜养肝：如菠菜、黄瓜、茼蒿、油麦菜、绿萝卜、西蓝花，其中含有酒石黄酸，能阻止糖类变成脂肪，促进人体新陈代谢。如菠菜富含多种营养素，如胡萝卜素、维生素C、钙、铁

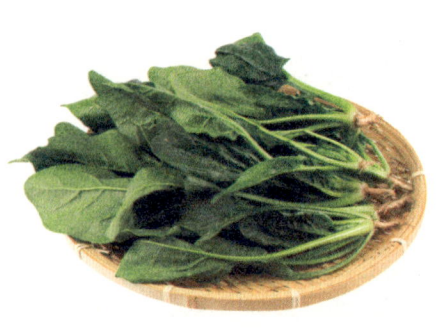

等。含有大量的粗纤维，可促进肠道蠕动，对于便秘有治疗作用。如芹菜，其中蛋白质含量较高，并富含纤维素，可促进血液循环，具有降低血液黏稠度，增强免疫力的功能。青色蔬菜对于肝有保养和滋润的作用。对于高血压、失眠者有镇静作用，可以提高肝气。

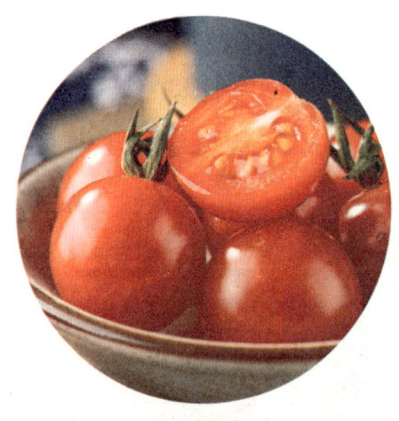

赤色蔬菜养心：如胡萝卜、红薯、西红柿、红辣椒，其中含有西红柿红素、花青素等天然色素，并且含有丰富的维生素、铁，都具有抗氧化的作用，能起到预防心脑血管疾病、降血脂的作用，能提高食欲并能刺激神经系统的兴奋。中医五行学说，赤色为火，赤色食物可入心、入血，具有益气补血和促进血液循环的作用。赤色食物富含单宁酸，可以保护细胞，具有抗炎作用，还能为人体提供蛋白质、无机盐、维生素以及微量元素，具有增强心脏和气血的功能。如红豆不仅可以养心，还具有补血的功效。

黄色蔬菜养脾：如黄圆椒、韭黄、胡萝卜、玉米，其中富含抗氧化剂，可以预防慢性疾病。其中含有的β-胡萝卜素是类胡萝卜素当中的一种，可以转化为维生素A，可保护眼睛，改善夜盲症。黄色蔬菜还富含维生素E，能减少皮肤色斑，延缓衰老。如南瓜具有补脾、促进食欲、治胃痛、止痛的作用。且含有丰富的营养素，它的淀粉与糖类容易被人体吸收，胡萝卜素含量是瓜类中最高的。

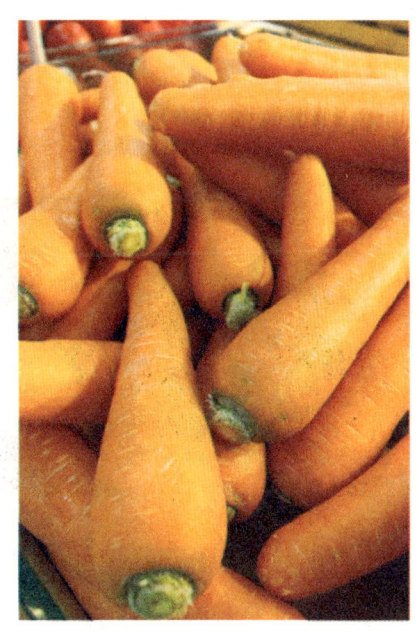

白色蔬菜养肺：如大白菜、莲藕、竹笋、茭白、花菜、冬瓜、白萝卜、银耳，具有补肺、促进消化、清热解毒、润肺化痰、提高肺气的作用。如生藕具有消瘀清热、除烦解渴、止血、润肺止咳等作用。藕煮熟后转凉性变温性，可以健脾养胃、养血补虚。新鲜的白萝卜营养和水分充足，生吃最养肺。

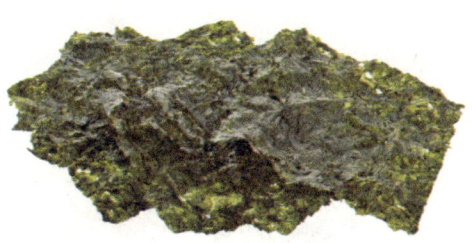

黑色蔬菜养肾：如黑木耳、香菇、海带、紫菜对造血系统、癌症、肾病能起到一定的作用，还可以润肤、乌发，对贫血、脱发、提升肾气均有疗效。如黑豆被古人誉为"肾之谷"，晚上吃补肾强身、活血利水、解毒，特别适合肾虚人群。如紫米、海带，其中含有延缓衰

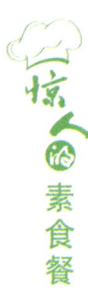

老的抗氧化成分。黑枣含有蛋白质、糖类、铁，具有养肾阴血的功效。黑芝麻对于肝肾因精血不足引起的眩晕、白发、脱发、腰膝酸软等具有保健作用。

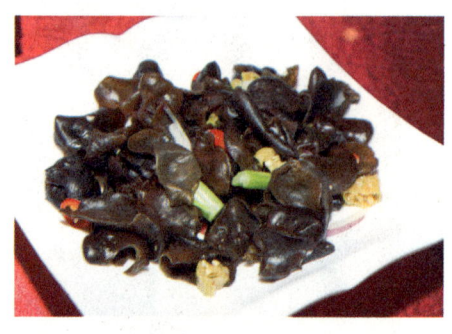

根据五色食物中含有的营养，黄色蔬菜以及绿色蔬菜所含的黄酮素有较强的抑癌作用；赤色蔬菜含有胡萝卜素和其他红色素，能增加人体抵抗组织中细胞的活力具有增强表皮细胞再生和防止皮肤衰老的作用；白色蔬菜富含黄酮素；黑色蔬菜中则富含铁，黑木耳含有能抗肿瘤的活性物质，可防治食道癌、肠癌。

五脏健康，气血通畅，人体才会健康，大家每天吃一种或两种以上颜色的蔬菜最好！

蔬菜的四性五味

蔬菜的四性："四性"是指寒、凉、温、热四种属性。寒、热不明显为平性。人在吃完食物后人体所产生的反应，例如吃完食物后人体会有发热的感觉为温热性，吃

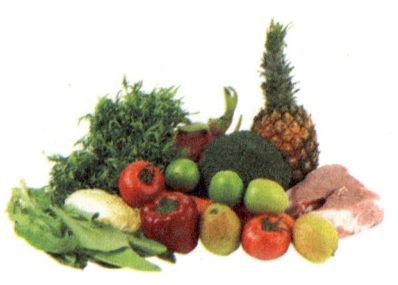

完食物后人体有清凉的感觉为寒凉性。阴虚火旺不建议食用热性的蔬菜，温性的也要减量食用，脾胃虚寒不建议过量食用寒凉的蔬菜。

热性蔬菜	
种类	功效
大蒜	具有抗菌消炎,增强抵抗力的作用
洋葱	驱寒、发汗
生姜	发汗解表、温中止呕
辣椒	祛湿、开胃消食、发汗、抗癌
香菜	促进胃肠蠕动、增加食欲,适用于胃凉、胃酸、消化不良

热性蔬菜不适合偏热,容易上火以及患有炎症、发热等热性疾病的人群。

寒性蔬菜	
种类	功效
竹笋	消食化痰、透疹解毒、利尿、防止便秘
茭白	解热毒、通利二便
莲藕	消瘀清热、止血健胃
莴苣	清热血、利尿
西红柿	生津止渴、健胃消食、清热解毒、止血降压
苦瓜	养血、滋肝和脾、补肾、清热祛暑、明目、降血糖

凉性蔬菜	
种类	功效
菠菜	养血止血、通利肠胃、止渴润燥
苋菜	清热解毒、收敛止血、抗菌消炎

续表

种类	功效
油菜	活血祛瘀、消肿散结
萝卜	通气行气、健胃消食、止咳化痰、减肥
茄子	活血散瘀、清热、降胆固醇
黄瓜	清热利水、除湿、滑肠、咽喉肿痛、美容
冬瓜	润肺、消痰、清热解毒、利尿、止咳、除暑、水肿
芹菜	清肝热、祛风利湿、降血压
丝瓜	清热化痰、通络利尿
蘑菇	健脾开胃、理气化痰、可治高血压、高血脂
绿豆芽	清热、利水通便

凉性在寒性和热性之间，比寒性轻，比热性重。凉性蔬菜和寒性蔬菜同样具有清热、泻火、解毒等功效，但相对于凉性蔬菜，寒性蔬菜的解毒功效更好。而凉性泻火，寒性因为凉性太重，过量食用对胃有损伤，会引起腹泻。

温性蔬菜	
种类	功效
韭菜	行中气、活血、补虚益阳
芥菜	益肺理气、消痰、和胃，治咳嗽
大蒜	杀虫、解毒、消积、健胃、降低胆固醇、降血糖
大头菜	利脾胃、开胃下气、利湿解毒、食积不化
芦笋	健脾益气、滋阴润燥、生津解渴、抗癌
南瓜	补中益气、降血糖、通便

温性、热性与凉性、寒性正相反。适合于寒性体质食用的蔬菜，都属于温性或热性的蔬菜。

平性蔬菜	
种类	功效
芥菜	和脾、利水、止血、明目、降压、消水肿
卷心菜	补肾强骨、治疗胃痛、促进溃疡愈合
莴苣	补脾助消化、清热养心、消痰、通便
洋葱	清热化痰、解毒、降低胆固醇、防止动脉硬化
黄花菜	利湿清热、利尿消肿、镇静安眠
芋头	散结、肿毒
山药	补中益气、消渴
百合	润肺止咳、清心安神、肺痨久咳、浮肿
胡萝卜	降压、强心、抗炎、抗过敏、预防肺癌
马铃薯	和胃调中、健脾益气、治胃病、习惯性便秘
香菇	益胃气、抗癌
黑木耳	补气、生血、贫血、肢体麻木、抗癌
扁豆	健脾和胃、消暑化湿
豇豆	健脾益气、腮腺炎
花菜	清热、健脾、养胃、抗癌
生菜	清热、解毒、利湿
毛豆	健脾、宽中、润燥、消水
黄豆芽	清热、利湿、润燥、消肿、养胃、健脑
芸豆	滋阴、利尿消肿
金针菇	肝病、降低胆固醇

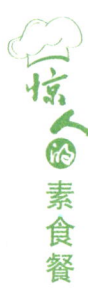

续表

种类	功效
草菇	舒筋活络、腰酸腿软、肢体麻木、降血压
猴头菇	助消化、胃溃疡、十二指肠溃疡

平性介于寒凉性和温热性之间,适用于一般体质。

蔬菜的五味:"五味"是依据人在吃完食物后味觉的感应对食物做出的区分,有酸、苦、甘、辛、咸等。而五味又对应五脏,酸味对应肝脏,苦味对应心脏,甘味对应脾脏,辛味对应肺脏,咸味对应肾脏,五味与五脏的关系,不论是食物本身的味道,还是搭配的佐料,都会对五脏起到不同的作用,达到改善体质的效果。

酸味蔬果:含有有机酸,有生津、收敛、止汗、养阴、帮助消化、改善腹泻的作用。吃多易伤筋骨,感冒不建议多吃。酸味蔬果有柳橙、橙子、柠檬、芒果、葡萄等。

苦味蔬果:含有生物碱,有清热、降火、解毒、除烦躁的作用。有干咳病症、胃病的人不建议食用过多。苦味蔬果有苦瓜、西柚、百合、香椿、芥蓝等。苦瓜味苦性寒,可以清热、明目、解毒,对热病烦渴、中暑、目赤、肿毒等有作用。

甘味蔬果:含糖与活性营养成分,有健脾、补虚止痛、调和脾胃的功效。食用过多会导致发胖、蛀牙。糖尿病患者不建议过多食用甘味食物。甘味蔬果有胡萝卜、玉米、黑木耳、丝瓜、冬瓜、黄瓜、南瓜、苹果、桂圆、荔枝等。

辛味蔬果： 可以缓解肌肉关节疼痛、偏头痛，有活血行气、散寒、促进新陈代谢的作用。过量食用会导致便秘、火气大、长痤疮。辛味蔬果有葱、姜、蒜、辣椒、韭菜等。

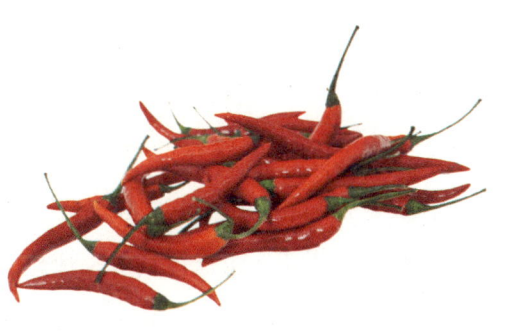

咸味蔬果： 含有钠、钾、钙、铝、碘等无机物成分，可以滋阴补阳，温补肝肾，过量食用对于高血压等心血管疾病不利。咸味蔬果有海带、紫菜等。

经常吃五味蔬果，既能满足每个人不同的口味，又能起到不同的功效，对五脏进行滋养，令五脏功能正常发挥。

根据体质挑选果蔬

一定要了解蔬果的属性，选择功效适合体质的蔬菜，再针对自己的体质食用，才会对身体大有裨益。

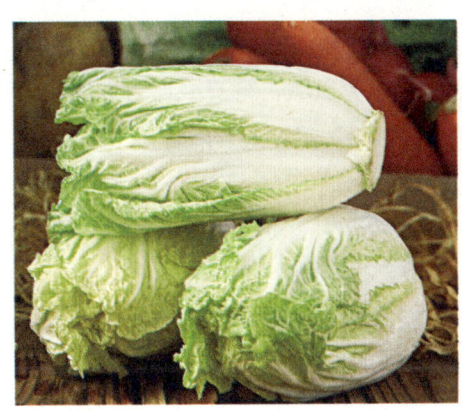

寒性蔬菜适合热性体质： 可以清热泻火，减轻各种上火症状，体质偏热的人可以多吃，体质虚寒的人建议少吃。如马齿苋、苦瓜、芦笋、茭白、莲藕、大白菜、芹菜、黄豆芽、空心菜、百合等都是寒

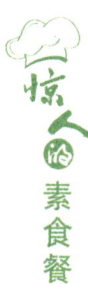

性蔬菜。茭白性寒，味甘，含蛋白质、维生素C、膳食纤维、磷等，有清热解毒、利尿的作用，可改善肠胃热炙引起的烦躁，促进代谢。芦笋性寒，味甘，含膳食纤维、维生素A、维生素B等营养物质，具有抗癌、祛热利尿、增强免疫力、降血压等功效，对心血管疾病具有很好的预防作用。苦瓜性寒，味甘苦，含有蛋白质、膳食纤维、维生素B、钙、磷，可清热解渴、消暑降火、清肝明目、消炎解毒，去青春痘很不错。百合性平味甘，含淀粉、蛋白质、钙、磷、铁、维生素B_1、维生素B_2，可润肺止咳、养阴消热、清心安神。

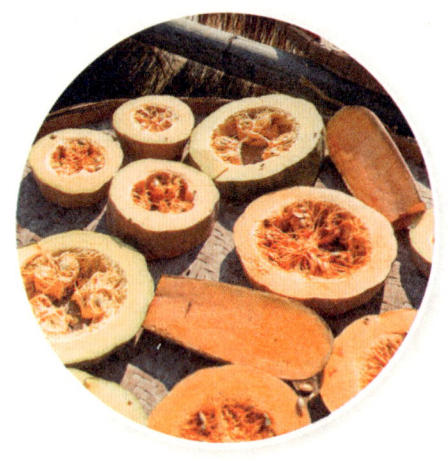

温性蔬菜适合寒凉或有寒症体质： 可以温中补虚，预防手脚冰凉。如大蒜、辣椒、胡椒、葱、姜、洋葱、南瓜、韭菜、芥菜等。韭菜性温，味辛，具有补肾起阳、滋阴润燥的作用，韭菜含有大量维生素和粗纤维，能增进胃肠蠕动，促进毒素的排出，减少腹胀，改善便秘的症状。洋葱性温，味甘辛，含蛋白质、维生素C、钙、铁、磷等多种营养素。有平肝、润肠、减少血液中胆固醇含量的作用，能有效调节血压，维护心血管健康。芥菜性温，味辛，含蛋白质、糖类、钙、胡萝卜素、维生素B_1、维生素B_2，具有温中利气、开胃助食、解表、祛痰、解燥的作用。芥菜汤可以清除体内的积热。

平性蔬菜适合所有体质： 可以健脾开胃、补虚壮阳，如大白菜、黄花菜、银耳、胡萝卜、洋葱、大头菜、茼蒿、胡萝卜、花椰菜、山药、豇豆、毛豆等。豇豆性平，味甘、咸，含优质蛋白质、碳水化合物及B族维生素，能维持正常的消化腺分泌和胃肠道蠕动功能，抑制胆碱酶活性，促进食欲。维

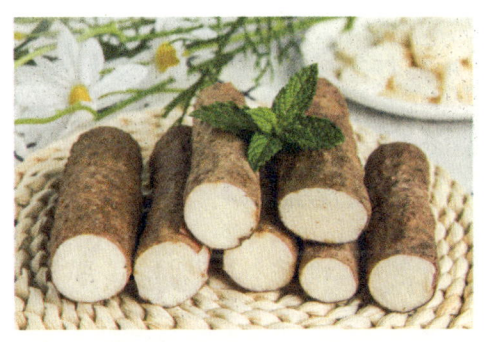

生素C可促进抗体的合成，提高机体抗病毒的能力。豇豆可治疗脾虚弱，有开胃健脾、消食腹胀、和五脏、调营卫、生精髓、滋阴补肾、补心泻肾的作用。山药性平，味甘，含淀粉、蛋白质、脂肪、维生素B族、维生素C、维生素K、钾等，具有良好的补益健脾、补肺固肾的作用。鲜山药有益于肠胃蠕动，能促进吸收、排泄。芋头性平，味甘，含蛋白质、膳食纤维、维生素B_1、维生素B_2、维生素C、钙、铁。具有补气益肾、消肿镇痛、开胃生津的作用，对于胃痛、慢性肾炎、便秘有疗效。花椰菜性平，味甘，含蛋白质、糖类、膳食纤维、钙、磷、铁、维生素A、维生素B_1、维生素B_2、维生素C，具有清热、利尿、改善视力，强肝解毒、提高人体免疫力的作用。

水果的营养价值以及功效也需要了解，水果中的钾离子可以帮

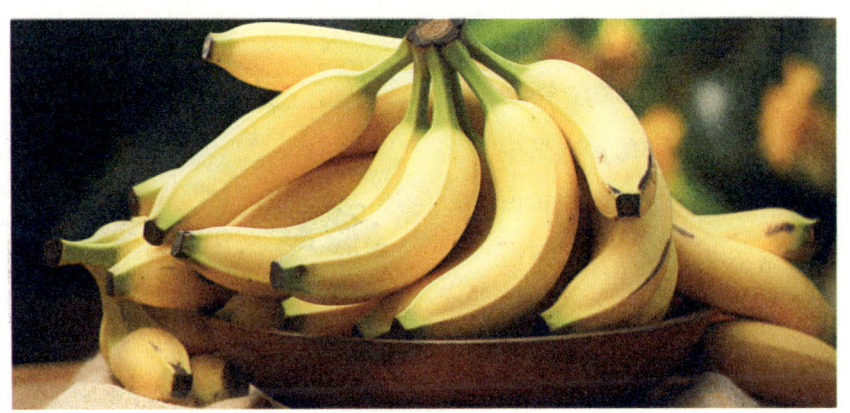

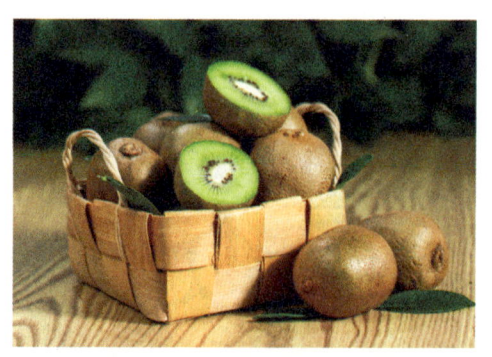

助降低血压，预防心血管疾病。例如香蕉、山楂、西瓜、梨和菠萝等水果都具有降血压的功效。它也是糖类的重要来源，它们含有蔗糖，而蔗糖在转化酶的作用下可水解为葡萄糖和果糖，能够直接被人体吸收，产生能量。水果还能够帮助补充人体所需的维生素、矿物质、膳食纤维等，对于保持身体健康和预防疾病有着不可忽视的作用。不过，每个人的体质和健康需求不同，选择适合自己的水果食用是关键。

叶酸是 DNA 生成的重要物质，对孕妇尤其重要，它可帮助胚胎神经系统的良好发育，并预防孕妇贫血。富含叶酸的水果包括苹果、香蕉、芒果、木瓜和猕猴桃。

热性水果适合虚寒体质

芒果含有丰富的维生素 A 和粗纤维，能加速胃肠蠕动，可以促进排便，防治便秘。芒果中还含有维生素 C，能降低甘油三酯，减少脂肪形成，对于晕车、晕船有止吐作用。

木瓜中的蛋白酶，可将脂肪分解为脂肪酸；木瓜中还含有木瓜酵素，不仅可以分解蛋白质、糖类，还可以分解脂肪，促进新陈代谢。

石榴含有丰富的抗氧化

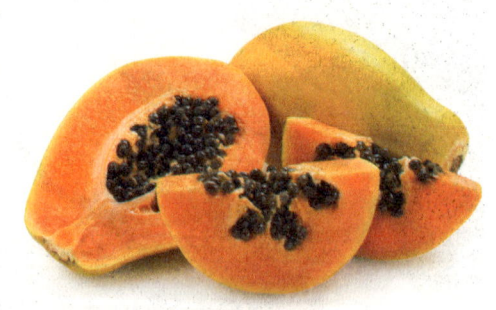

物质，抗氧化因子本身就具有很强的促进新陈代谢的作用，还能够清除血液中的自由基，减少胆固醇的含量。石榴中含有丰富的果蔬纤维，可以清理肠道。

火龙果营养丰富，含有植物性白蛋白及花青素、丰富的维生素和水溶性膳食纤维。火龙果的活性成分可以降低血脂。

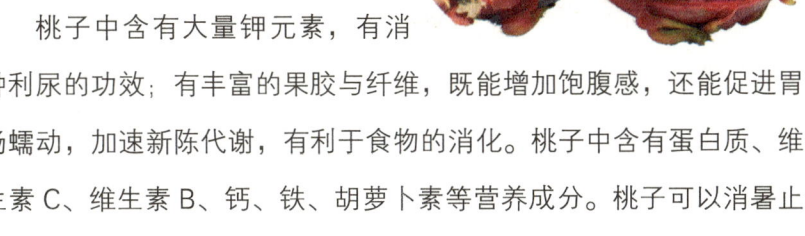

桃子中含有大量钾元素，有消肿利尿的功效；有丰富的果胶与纤维，既能增加饱腹感，还能促进胃肠蠕动，加速新陈代谢，有利于食物的消化。桃子中含有蛋白质、维生素C、维生素B、钙、铁、胡萝卜素等营养成分。桃子可以消暑止渴、清热润肺，适宜肺病患者。

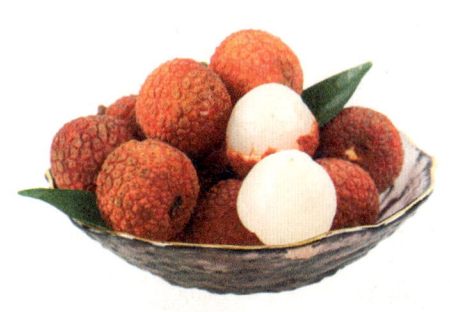

荔枝性温热，味甘酸，具有益气补血、生津止渴的功效。适用于食欲不振、体虚贫血者食用，但荔枝一次不能多吃，由于荔枝性热，阴虚火旺者要慎食，多食易上火、咽喉及牙龈肿痛。荔枝果核中含有α-甲基环丙基甘氨酸毒素，目前毒性成分尚不清楚，进食大量荔枝果肉后，可导致食欲减退、低血糖、出汗、口渴、无力，重则头晕、昏迷等。

榴莲营养丰富，含有大量糖分，热量高，可以健脾补气、补肾壮阳，具有活血散寒，缓解经痛的作用，还可以改善腹部寒凉。榴莲属热性食品，每天的摄入量要适中，否则容易引起上火。

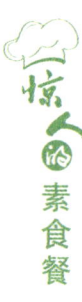

樱桃营养丰富，它既含碳水化合物、蛋白质，也含有钙、磷、铁和多种维生素，铁的含量较高。樱桃属火性，大热，有热性病及喘嗽者不可食用。

柠檬酸甜，营养丰富，柠檬能够把糖质和脂质迅速转化成能量，同时促进全身代谢。

寒性水果适合实热体质

西瓜属于寒凉性水果。含水量高，可帮助消化，利尿消水肿。西瓜含有葡萄糖、维生素等。

橙子富含维生素C、膳食纤维，能加快肠道蠕动，达到清理肠道、治疗便秘的作用，而且橙子也具有解渴生津、开胃消食的功效。

香蕉属于寒性水果，含有可溶性纤维，能促进消化，调节肠胃。也含有的维生素B_1、维生素B_2，能够促进糖类和脂肪的代谢，预防浮肿。香蕉容易消化、吸收，能够长时间供给能量。

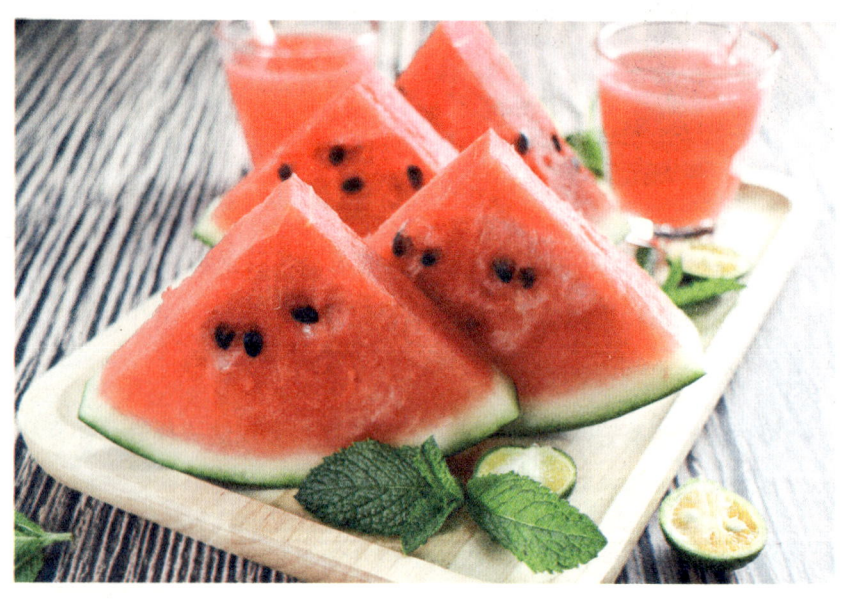

草莓是寒凉性食物，草莓富含果胶及纤维素，能够促进胃肠蠕动，有利消化，消除便秘。

香瓜性平偏寒，味甘，有清暑热、利小便、解烦渴的功效。

实热体质的主要特征是易口渴和口干舌燥、脸红目赤、便秘、烦躁不安等。可以常吃寒性水果，如猕猴桃、梨或西瓜等。梨具有生津止渴的功效，同时也能润燥清热，缓解大便干结、热咳以及烦渴等；猕猴桃中含有多种维生素，能起到止咳、清热的作用；西瓜不仅清热解暑，而且也能生津止渴、利尿，缓解暑热烦渴、小便短赤等问题，同时也能辅助治疗中暑。妊娠期或哺乳期的女性、老年人和儿童不能吃太多寒凉水果。

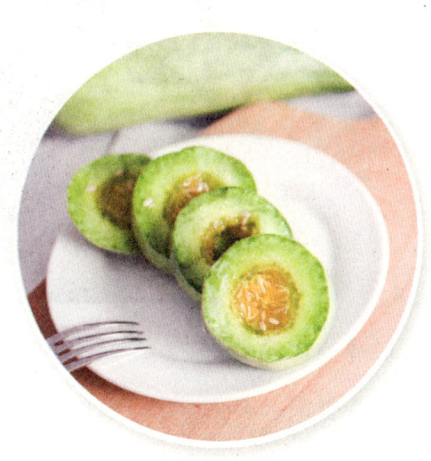

平性水果适合虚寒、实热体质

菠萝对溶解脂肪很有效，富含蛋白质分解酵素，适合长期过量进食肉类及油腻食物的人群。菠萝有利于改善局部血液循环，消除水肿。

李子含有大量果酸，能促进胃酸分泌，能增加食欲，促进消化，适宜减肥人群食用。

葡萄性平，味甘、酸，有生津止渴、开胃健脾、活络补血等功效。脾胃虚寒者过量食用会引起腹泻，肥胖者、糖尿病患者也不建议多食用。

无花果其性平，味甘，具有滋阴润肺、健脾开胃、止泻、治疗咽

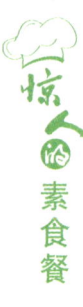
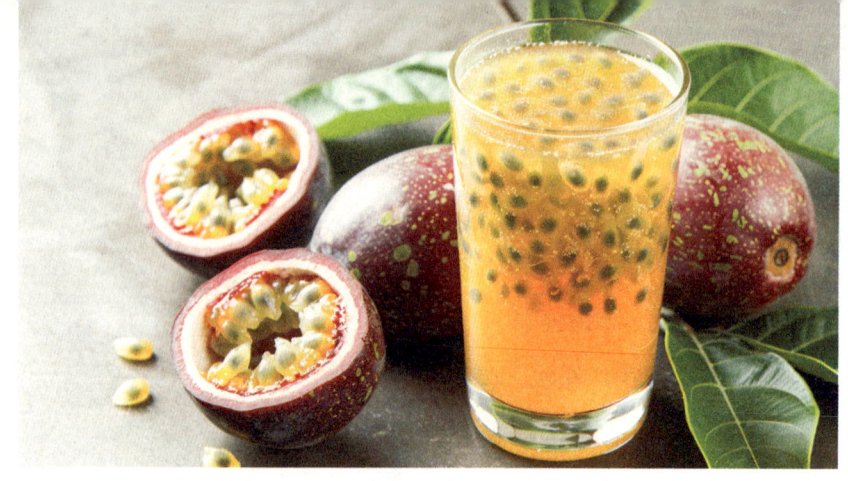

喉肿痛的功效。

百香果，患有消化系统疾病、胃弱的人应当谨慎进食。

红提，糖尿病患者、便秘者、脾胃虚寒者少食，吃后不能立刻喝水，易引发腹泻。

黄桃内热偏盛，易生疮疖，糖尿病患者不宜多吃，婴儿、孕妇、月经过多者忌食。

海棠果，胃溃疡及胃酸过多患者忌食。

哈密瓜性凉，有腹胀、便溏、寒性咳喘者不宜多食。哈密瓜含糖较多，糖尿病患者应慎食。

金桔，糖尿病患者、口舌碎痛、牙龈肿痛者忌食；脾弱气虚者慎食。

寒热性体质与寒性体质适合温性蔬果，热性体质适合寒凉蔬果。不管水果的营养价值有多高，都不能吃得太多，吃水果的时间安排在饭后1个小时。睡觉前不能吃太多水果，会导致胃肠胀气，影响睡眠质量。水果霉变腐烂就不要吃了，因为含有真菌毒素，会导致头晕、恶心、呕吐和腹泻等。

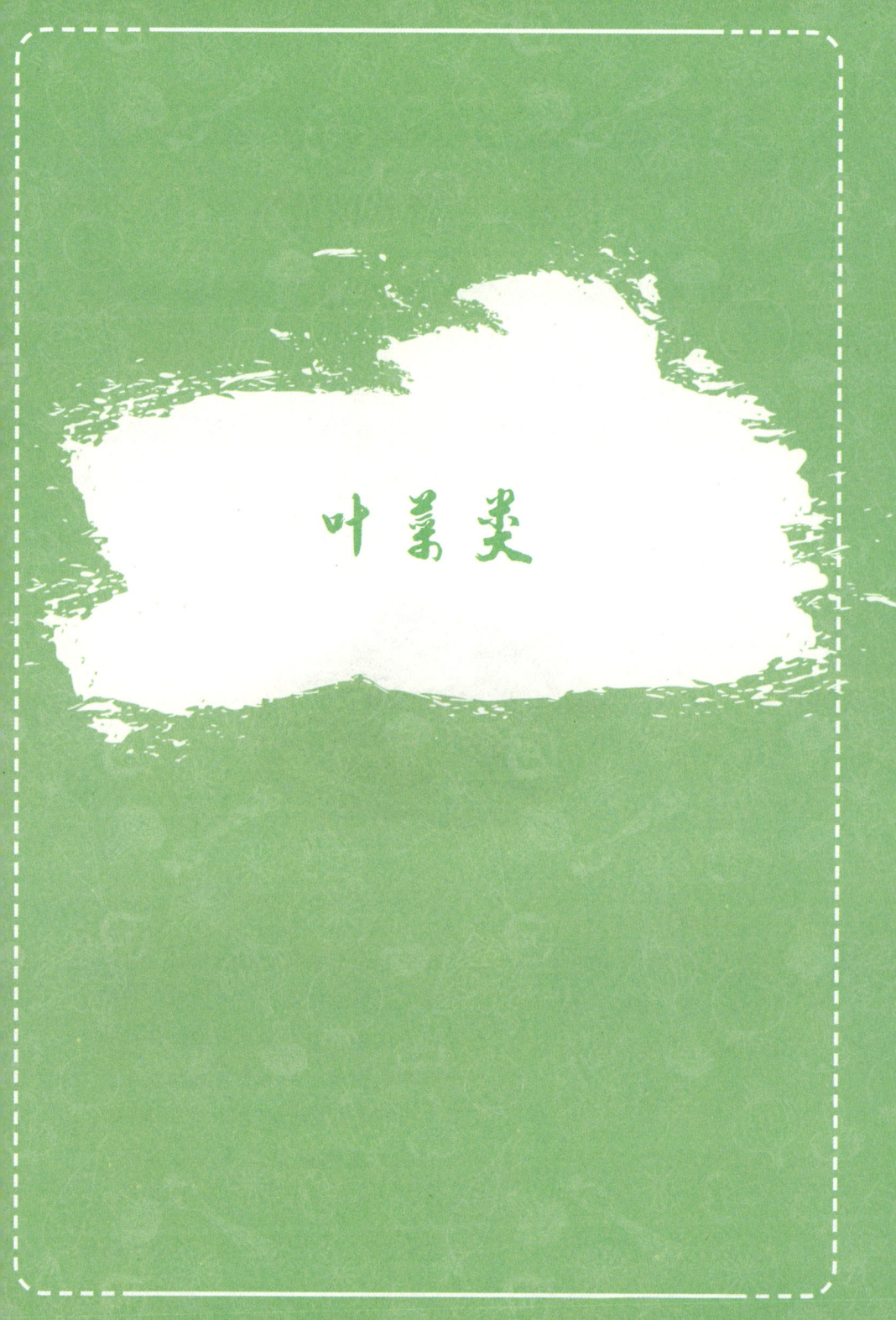

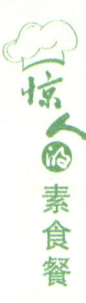

菠菜——营养模范生

菠菜属于藜科，是一种一年生草本植物，原产地在2000多年前的亚洲西部，就是现在的伊朗。在中国有两种主要说法：一种是通过丝绸之路传入，另一种是根据《唐会要》的记载，菠菜种子是在唐太宗时期从尼泊尔作为贡品传入中国的，从此菠菜在中国安了家。

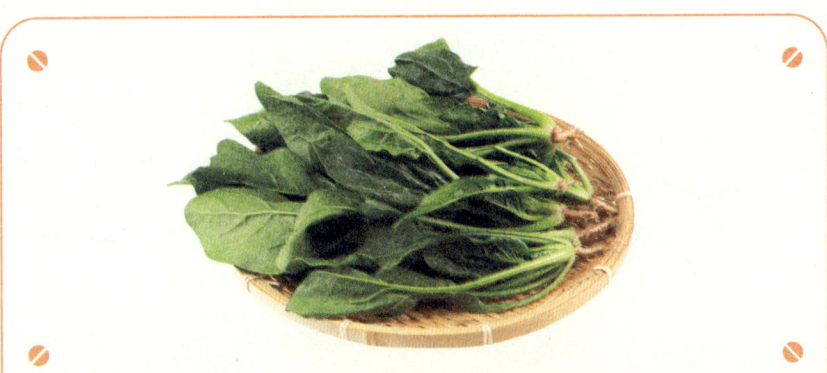

营养成分

膳食纤维、铁、维生素C、维生素E、类胡萝卜素、矿物质等。

功效

菠菜中含有丰富的膳食纤维，可以有效地促进肠道蠕动，预防便秘。菠菜也可以为机体补充丰富的叶酸，降低出生缺陷率和预防心脑血管疾病的发生。菠菜中含有的维生素C可以美容养颜；含有的铁元素对缺铁性贫血有缓解作用；富含的类胡萝卜素可以保护视力。

果仁菠菜

果仁菠菜是一道非常不错的家常凉菜,而且营养均衡,适合各个年龄段的人群食用。

原料: 菠菜、花生米、干红辣椒段、白芝麻。

调料: 食用油、蒜瓣、生抽、醋、盐、糖、香油。

制作步骤:

将菠菜去根和黄叶,清水洗净,切成适当长度的小段。在锅中加入清水,一小撮盐,水开后放入菠菜焯水,以去除草酸和涩味。焯水时间不宜过长,将菠菜捞出迅速放入冷水中过凉,然后沥干水分备用。

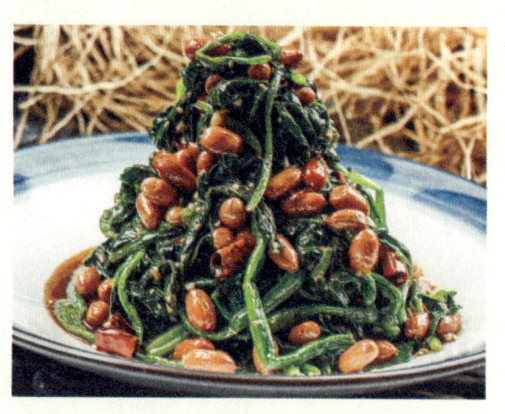

将辣椒段放入碗中,烧点热油淋在碗中的辣椒段上炸酥备用。

将花生米放入锅中,用小火慢慢炸制,直至表面微黄且散发出香味。炸制过程中要不断翻动,以防炸糊。将炸好的花生米捞出沥干油分,晾凉。

将蒜瓣拍碎切末,与生抽、醋、盐、糖、香油、炸酥的干红辣椒段、白芝麻一起倒入碗中搅拌,调制成拌菜汁。

将焯好水的菠菜和炸好的花生米放入一个较大的容器中,加入调制好的拌菜汁,充分搅拌均匀后装盘即可。

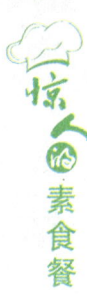

炒菠菜

菠菜烹熟后软滑易消化,特别适合老、幼、病、弱者食用。同时,菠菜还适宜高血压、便秘、贫血、坏血病患者食用。

原料: 菠菜。

调料: 熟花生油、精盐、味精、蒜末、蚝油。

制作步骤:

先将菠菜去掉根部和黄叶,再将菠菜洗净,切成5厘米长的小段。

锅里倒入适量的水,上火烧热,加入一小撮盐,然后将菠菜放入锅中焯水,1~2分钟就可除去80%的草酸。把焯好的菠菜捞出,用冷水冲洗,滤干水分。

锅热加入熟花生油,将菠菜煸炒几下,放入精盐、蒜末,再翻炒3分钟,放入味精、蚝油拌和均匀,装盘即成。

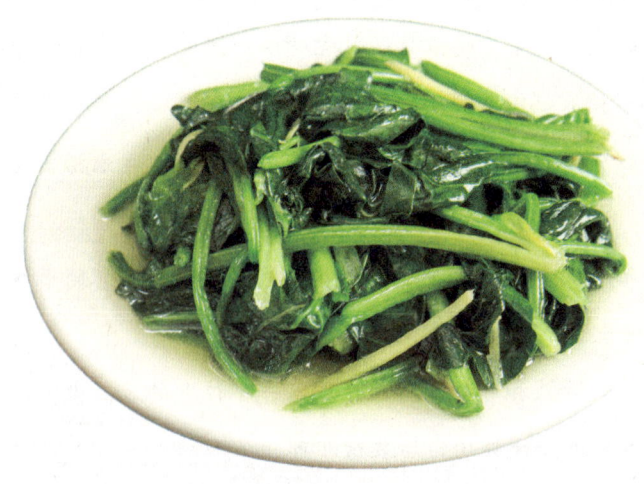

凉拌菠菜

凉拌菠菜是一道清爽可口的凉菜，营养丰富。

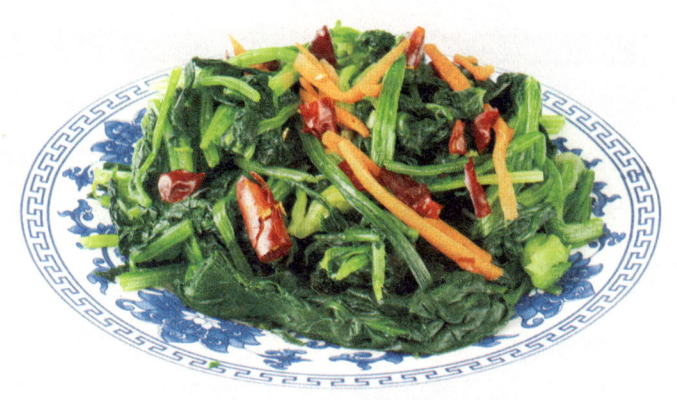

原料： 菠菜、干红辣椒段、黄椒1个。

调料： 食用油、蒜末、生抽、陈醋、香油、盐、糖。

制作步骤：

将菠菜去根和黄叶，洗净，切成适当长度的小段。锅中加水烧开，加入少许油和盐，放入菠菜焯水至断生，捞出用凉水冲凉，控干水分放入盘中。

将辣椒段放入碗中，烧热油淋在碗中的辣椒段上炸酥备用。

在碗中加入蒜末、炸酥的干辣椒段，然后加入生抽、陈醋、香油、盐、糖等调料，搅拌均匀。将调好的拌菜汁淋在盘中的菠菜上，充分翻拌均匀，使菠菜吸收拌汁的味道即可。

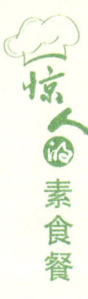

芹菜——天然降压药

芹菜早在古埃及时期就已经开始栽培，在罗马时代作为调味品和蔬菜食用。芹菜在中国汉代时期通过丝绸之路被引进，经过培育形成了叶柄细长的中国芹菜（本芹）和叶柄宽厚的西芹（西芹）。研究发现，芹菜含有丰富的维生素、矿物质和膳食纤维，具有降低血压、血脂、促进消化的作用，芹菜中的某些成分还具有抗氧化、抗炎、抗癌等生物活性，对人体健康有益。

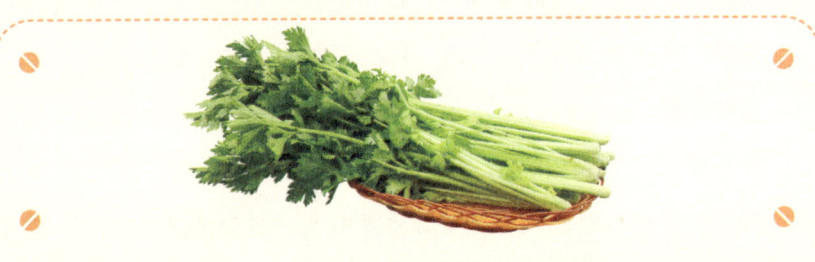

营养成分

膳食纤维、蛋白质、碳水化合物、胡萝卜素、B族维生素、钾、钙、磷、铁、钠等。

功效

芹菜中含有丰富的膳食纤维，可以促进胃肠蠕动，具有润肠通便的功效。其含有的钾可以促进人体内钠盐排出，利尿消肿。含有的黄酮类物质芹菜素，有一定的降低血管张力，改善高血压、动脉粥样硬化等心血管疾病的功效。含有的粗纤维可以抑制致癌物质的合成。

凉拌芹菜花生

凉拌芹菜花生是一道美味的家常小菜，经常吃芹菜能增强抵抗力，芹菜有助于清热解毒，芹菜最好凉拌，可最大限度地保留营养，起到降压的作用。

原料： 花生米、芹菜、胡萝卜。

调料： 食用油、大葱、姜、蒜、花椒、桂皮、香叶等。

制作步骤：

花生米清洗干净，放入水中浸泡半小时。

芹菜去根、去叶，洗净切段，胡萝卜切丁，蒜切末，葱切段，姜切片备用。

锅中水烧开，放适量盐，把芹菜段放入锅中焯水3分钟左右，捞出后放入凉水中降温，沥干水分备用。

另取凉水放入锅中，花生米冷水下锅，放入盐、花椒、葱段、姜片、香叶、桂皮，一起大火煮开，然后文火慢煮半小时左右。

煮熟的花生米捞出滤干水分放凉，与芹菜、胡萝卜倒入盘中，加入生抽、蒜末、香油搅拌均匀即可食用。

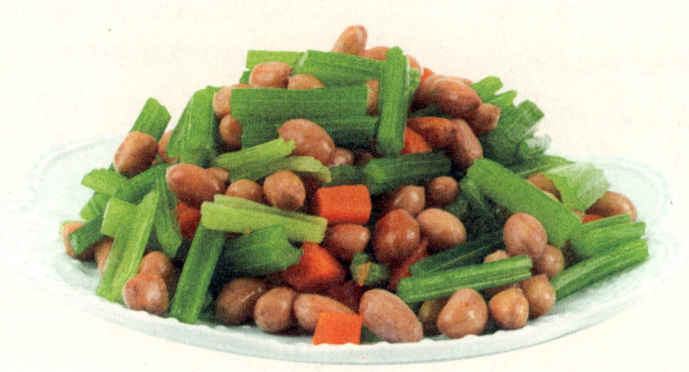

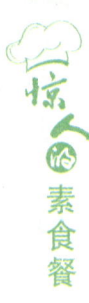

油菜——美肤佳菜

油菜，也被称为芸薹、胡菜、寒菜、薹菜等，其嫩茎叶和种子都被视为名副其实的中药材。中医认为，油菜性味辛凉，归肝、肺、脾经，具有散血消肿、破结通肠等功效。油菜籽的中药名称叫"芸薹子"，《本草纲目》中有记载，说明油菜及其籽粒在中医中的应用历史悠久，且具有多种药用价值。

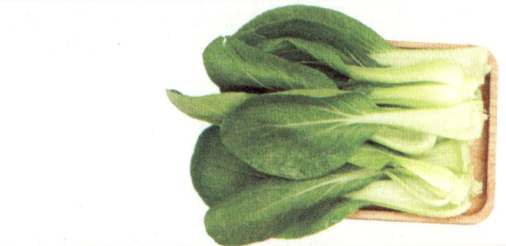

营养成分

膳食纤维、维生素A、维生素C、胡萝卜素、烟酸、钙等。

功效

油菜中含有大量的β-胡萝卜素和维生素C，有助于维持身体免疫功能。油菜含有的钙质在绿叶蔬菜中是最高的，一个成年人一天吃500克油菜，钙、铁、维生素A、维生素C基本就可以满足一天的需求量。油菜含有丰富的膳食纤维，与肠道中的胆酸盐，还有食物中的胆固醇、甘油三酯结合，有助于粪便排出，减少脂类的吸收。

油菜炒香菇

原料： 油菜、香菇。

调料： 食用油、盐、生抽、蚝油、鸡精、淀粉、蒜末。

制作步骤：

油菜清洗干净，去掉老叶和老根，切成段。香菇清洗干净，切片备用。

在炒制之前，香菇焯水1分钟捞出控干水分，油菜焯水时加入少量盐和植物油，保持其色泽。1分钟捞出控干水分。

锅加热，倒入适量的油，加入蒜末爆香，放入油菜和香菇，大火快速翻炒，加生抽、蚝油、鸡精，为保持蔬菜的脆嫩，炒制时间不宜过长，最后加入适量的水淀粉进行勾芡，出锅装盘即可。

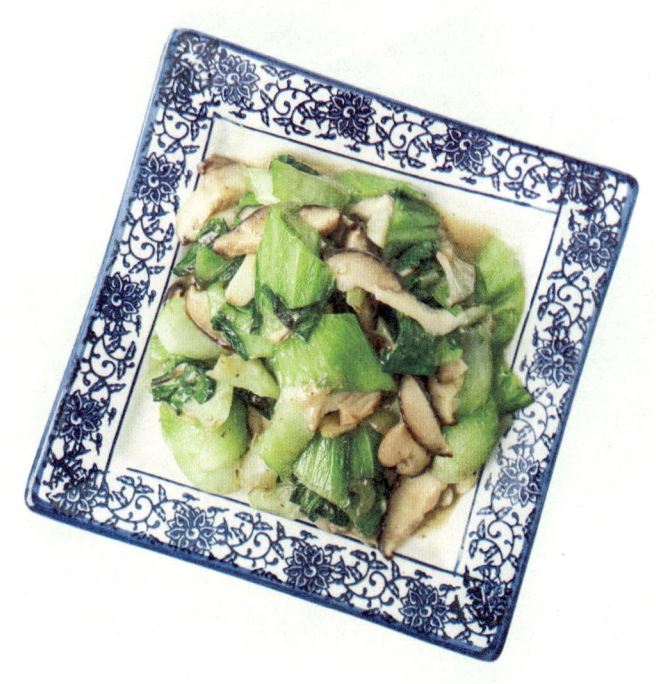

油麦菜——草中之王

油麦菜的原产地是地中海沿岸,大约在公元5世纪传入中国。据《神农本草经》记载,油麦菜有清热、凉血和解毒的作用。油麦菜中含有甘露醇等有效成分,有利尿和促进血液循环的作用。茎叶中含有莴苣素,具有镇痛催眠、降低胆固醇、辅助治疗神经衰弱等作用。油麦菜含有大量维生素和钙、铁等微量元素,是生食蔬菜的上品,有"凤尾"之称。

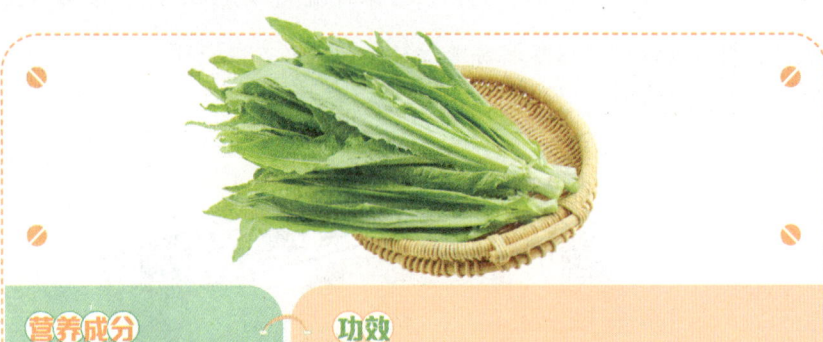

营养成分

多种维生素和矿物质,维生素A、维生素B_1、维生素B_2、钙、铁等。

功效

油麦菜中含有大量的维生素C、维生素K和叶酸,其中,维生素C是抗氧化物质,有助于增强免疫系统和减缓衰老。油麦菜中含有较高的蛋白质,可促进肌肉生长和修复。含有丰富的铁质,有助于预防贫血,并提高红细胞数量。富含叶黄素和玉米黄质等天然抗氧化剂,能够保护眼睛,预防视力下降。

浇汁油麦菜

原料： 油麦菜、葱、红辣椒。

调料： 食用油、盐、蚝油、味精、淀粉。

制作步骤：

油麦菜焯水，放1勺盐加2滴油，变软后捞出控干水分，装盘。葱切丝，红辣椒切丝，摆在油麦菜上。

淀粉加清水搅拌均匀，加入蚝油、味精、盐备用，起锅烧热油，蒜末倒入锅中爆香，调好的淀粉水倒入锅中熬至黏稠关火，浇到焯好水的油麦菜上，一份简单易做又美味无比的浇汁油麦菜即成。

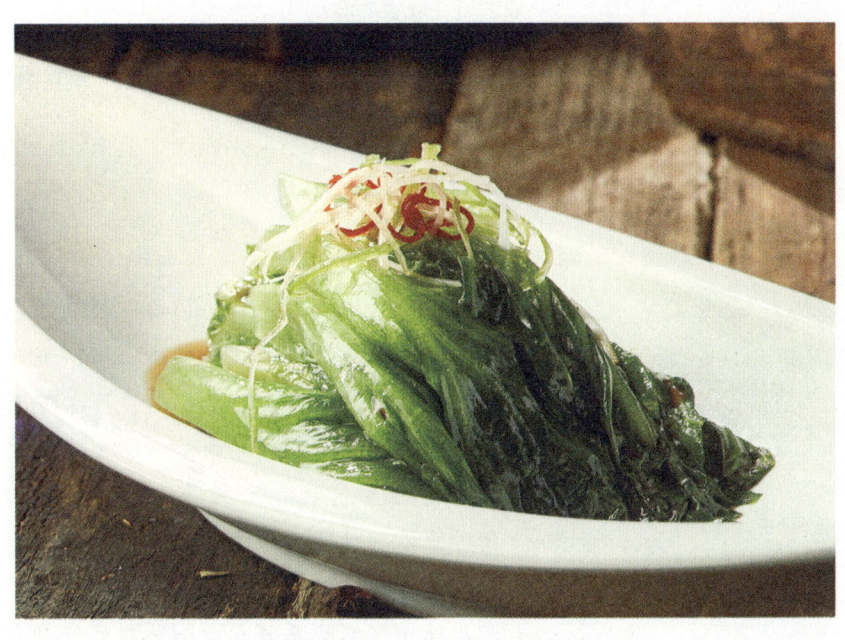

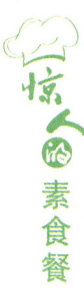

小白菜——叶酸冠军

小白菜是一种十字花科芸薹属的一种一年生或二年生草本植物，原产于中国，主要产区在长江以南，晋代以前就有栽培。

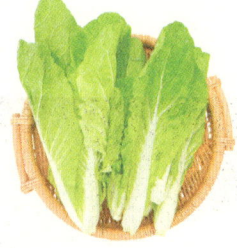

营养成分

维生素A、维生素B、维生素C、维生素E、叶酸、钙、镁、钾等。

功效

小白菜中含有丰富的矿物质和维生素，其味甘、性平，具有解热除烦，通利肠胃的作用。其含钙量较高，可以防治佝偻病、骨质疏松等疾病。还含维生素B_1、维生素B_6、泛酸等，具有缓解精神紧张的功能。小白菜含有大量的叶酸（也称为维生素B_9）。叶酸在孕期对胎儿的神经系统发育和大脑发育至关重要，有助于预防神经管缺陷。

彩椒炝炒奶白菜

原料：奶白菜、黄色彩椒、西红柿。

调料：食用油、盐、蚝油、味精、蒜末。

制作步骤：

奶白菜洗净切段，黄色彩椒切丝，西红柿切橘子瓣。热锅冷油爆香蒜末，先把白菜梗放进锅里煸炒至软，再放菜叶、黄色彩椒、切好的西红柿翻炒，放盐、蚝油、味精炒匀，即可出锅装盘。

叶菜类

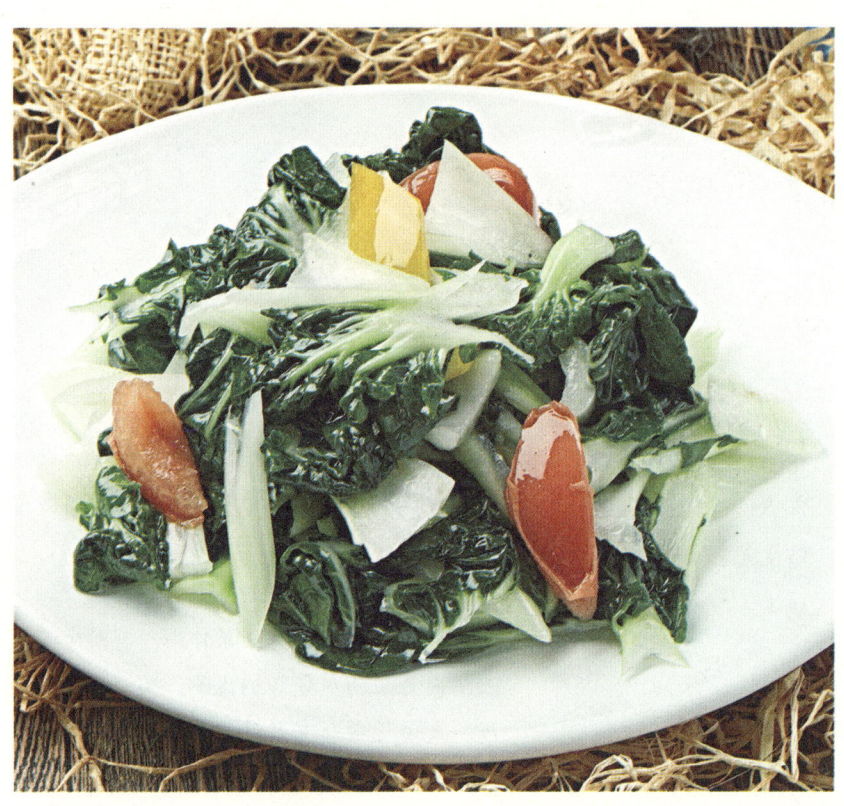

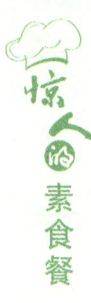

大白菜——冬菜一宝

大白菜的原产地是中国，又称黄芽菜，唐代选育出的白菘，到宋代正式被称为白菜。明清时期，大白菜因其耐寒的特性使其在漫长的冬季中依然能够提供丰富的营养，因此有"冬天可以不下雪，但不能没有大白菜"的说法。在中医药学中，其鲜叶和根可入药，主治通利肠胃、养胃和中、利小便等。

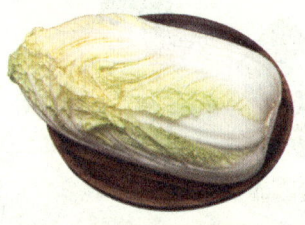

营养成分

纤维素、维生素A、维生素C、维生素E、钙、锌、硒等。

功效

大白菜中含有丰富的膳食纤维，具有养胃生津、除烦解渴等功效。其中富含粗纤维，能够促进胃肠蠕动，预防便秘，并能促进肠道内有益菌生长，润肠通便。大白菜中的钾元素有利尿作用，有助于排泄体内多余的水分和钠离子，从而降低血压。大白菜中含有多种维生素及钙、铁、镁等微量元素，经常食用能增强机体免疫力，消除人体疲劳，预防感冒。

白菜粉丝炖豆腐

原料： 白菜、豆腐、粉丝。

调料： 食用油、盐、蚝油、鸡精。

制作步骤：

白菜清洗干净，控干水分，切成块，豆腐切成方丁。锅热放油，入白菜翻炒，加入沸水，入洗过的粉丝继续烧开，将豆腐倒入汤锅中，加适量盐与粉丝同煮至汤白，放入鸡精出锅即可。

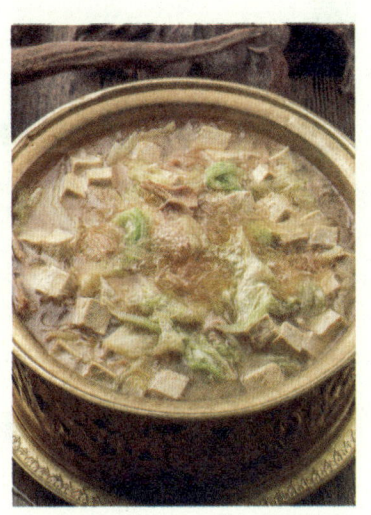

凉拌白菜丝

原料： 白菜、紫甘蓝、虾仁、小米椒。

调料： 食用油、蒜末、香油、精盐、味精、白醋。

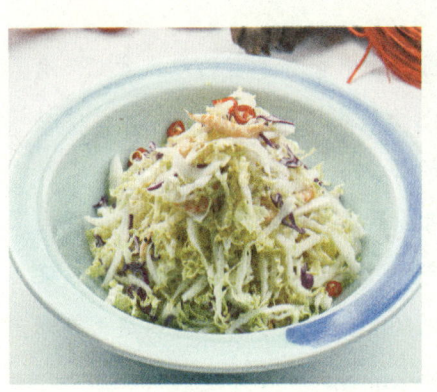

制作步骤：

将白菜、紫甘蓝洗净切成细丝，虾仁洗净，小米椒切成小段。将白菜丝、虾仁和紫甘蓝放入碗中，加入小米椒、蒜末、香油、精盐、味精、白醋，拌匀即可。

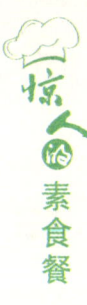

圆白菜——血管清道夫

圆白菜最早起源于地中海沿岸，早在4000～4500年前，古罗马人和古希腊人就有所栽培。圆白菜传入中国是在16世纪，它被誉为"穷人的医生"。

圆白菜含有丰富的维生素C、钾和叶酸，水分含量高而热量低，属于十字花科，而圆白菜实则是甘蓝的一个变种，与西蓝花、花菜、紫甘蓝等是"兄弟姐妹"。

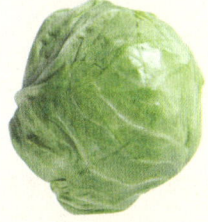

营养成分

纤维素、碳水化合物、膳食纤维、维生素B、维生素C、维生素K等。

功效

圆白菜中含有丰富的维生素C，有抗氧化的作用。维生素B_1有助于维持人体的正常代谢。含有丰富的膳食纤维，可以润滑肠道，有利于排泄。圆白菜含有钾，可帮助维持电解质平衡，促进细胞代谢。含有丰富的蛋白质，有助于维持人体的正常运行。

火爆圆白菜

原料： 圆白菜。

调料： 干辣椒、大蒜、白糖、盐、鸡精、十三香、生抽、白醋。

制作步骤：

圆白菜洗净撕成碎片，蒜切末备用。锅中倒入油，烧热后放入干辣椒、蒜末爆香，放圆白菜翻炒，加十三香、生抽、白糖炒匀，再放盐、鸡精炒匀，最后加白醋继续翻炒至熟即可出锅。

叶菜类

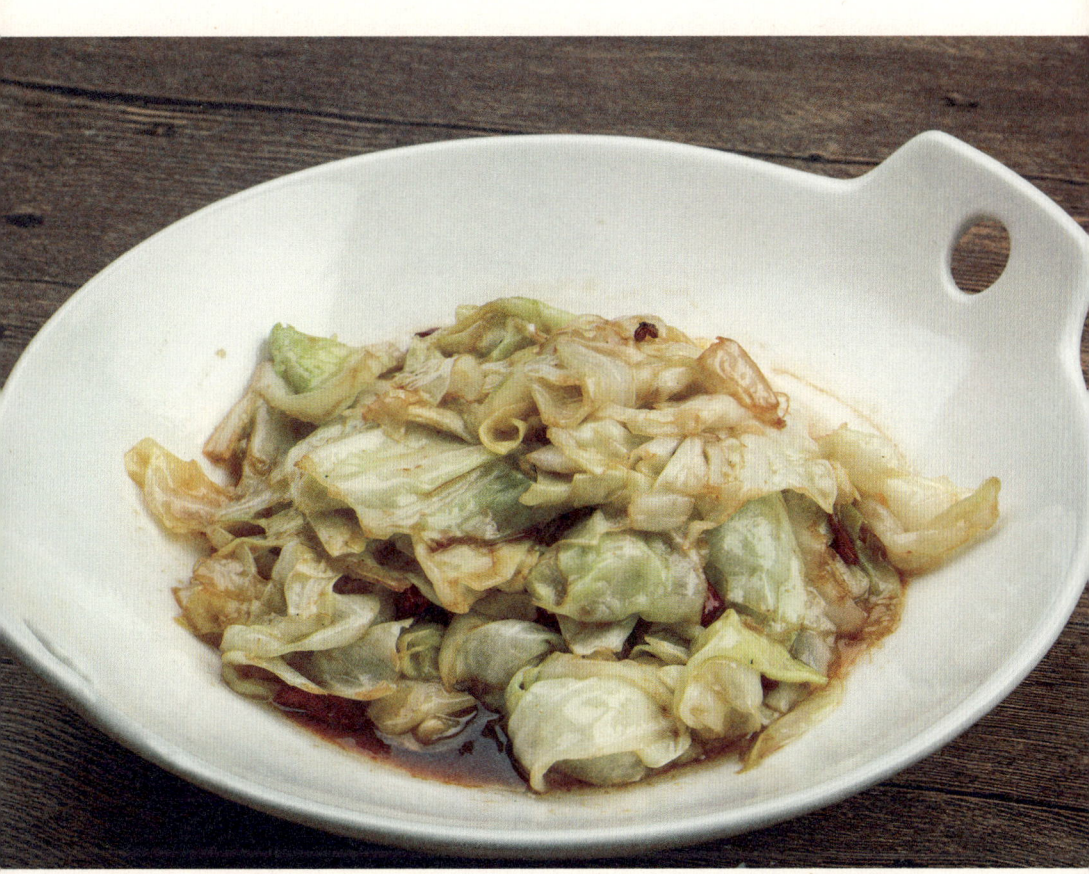

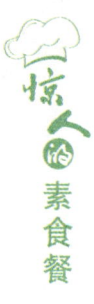

茼蒿——皇帝菜

茼蒿又称为皇帝菜,属于菊科的一年生或二年生草本植物。茼蒿曾是宫廷中的上等蔬菜,因此得名"皇帝菜"。原产地中海地区,在中国已有1000多年的栽培历史。茼蒿在中医理论中的药用价值包括调和脾胃、安心气、消痰饮等。

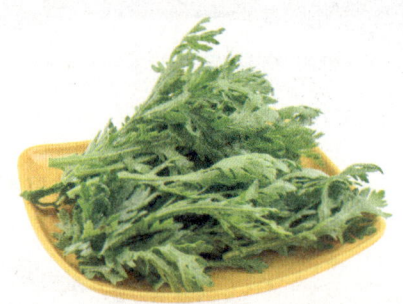

营养成分

蛋白质、氨基酸、膳食纤维、胡萝卜素、维生素C等。

功效

茼蒿中含有膳食纤维,可以促进胃肠道蠕动,有助于改善便秘。其中含有多种挥发性物质,散发的特殊香味有助于增加唾液分泌,能够促进食欲,消食开胃。茼蒿中含有丰富的维生素和胡萝卜素,可促进胃肠消化、开胃、缓解心中烦闷,还可以降血压。

清炒茼蒿

原料： 茼蒿。

调料： 食用油、蒜末、盐、蚝油、鸡精。

制作步骤：

茼蒿摘好、洗净、切段。热锅中放入食用油，油温烧热，放入蒜末爆香，放入茼蒿炒至断生，加入盐、鸡精，翻炒均匀后即可出锅。

叶菜类

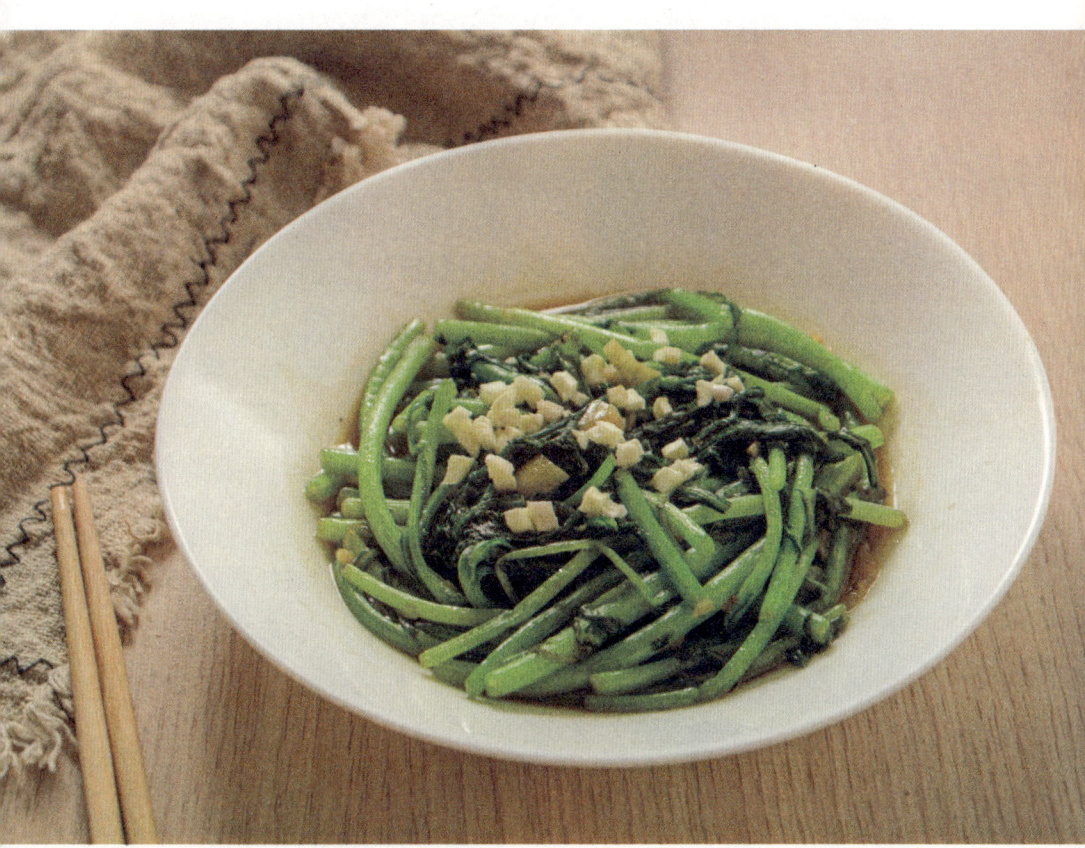

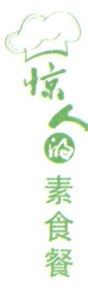

韭菜——春天第一菜

韭菜原产地是亚洲东南部,后来被引种到白俄罗斯、英国、日本等地,在中国北至黑龙江,东至滨海地带,西至青藏高原都有栽种。在中国韭菜不仅作为食材,还常用于祭祀和宗教仪式中,象征着吉祥和长久。

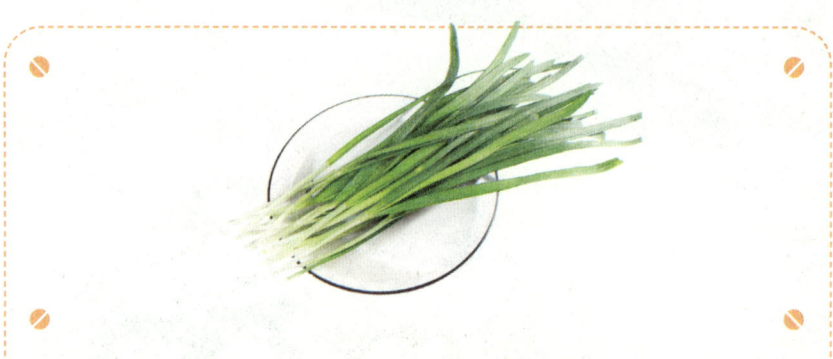

营养成分

胡萝卜素、锌元素、硫化物、维生素A、维生素C、叶酸、钙、铁、粗纤维等。

功效

韭菜中含有丰富的膳食纤维,可促进肠胃蠕动,增加排便次数,有助于缓解便秘等消化问题。其中富含硫化物,能够刺激血管扩张,降低血压,同时还能够降低血液中的胆固醇水平。韭菜中含有丰富的天然草酸,具有良好的抗氧化作用,可有效预防癌症的发生和发展。

韭菜炒鸡蛋

原料： 韭菜、鸡蛋。

调料： 食用油、盐、蚝油。

制作步骤：

将韭菜择洗干净，控干水分，切小段，将鸡蛋打入碗内，可加少量水，顺着一个方向搅匀。

锅内油烧热，倒入搅好的鸡蛋，待一面煎好时稍微来回翻炒几下，最后加入切好的韭菜，再加适量盐、蚝油翻炒几下，至韭菜完全熟透即可出锅。

叶菜类

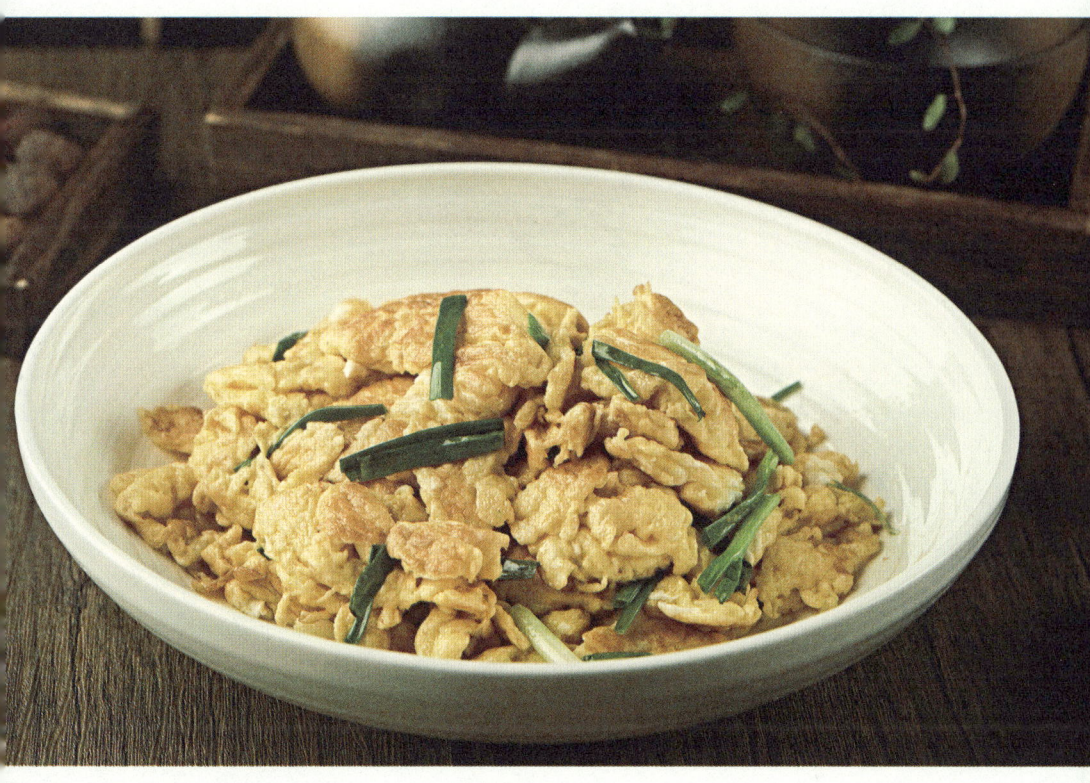

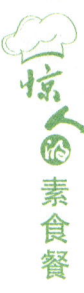

芥菜——长寿菜

明朝《广群芳谱》中有"芥菜其气味辛辣,有介然之义",所以称为"芥菜"。乾隆皇帝有一次微服私访中,与芥菜有不解之缘,途经村庄时就吃过一农户家的饭菜,便询问得知叫芥菜饭。那时在农村有"吃芥菜饭不生疥疮"的说法。

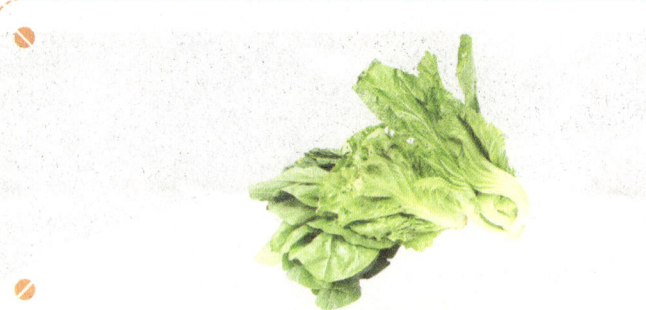

营养成分

维生素A、维生素B_6、维生素C、维生素E、维生素K、叶酸、钙、铁、膳食纤维等。

功效

芥菜富含膳食纤维,有助于促进肠道蠕动,缓解便秘问题,改善消化系统功能。其中含有的维生素A和其他抗氧化物质,有助于保护眼睛健康,预防眼部疾病,如白内障和黄斑变性。芥菜中的维生素能够抑制细菌和毒素,促进伤口愈合,适用于治疗牙龈肿烂、痔疮等病症。

彩椒香菜凉拌芥菜丝

原料： 红辣椒、青辣椒、腌好的芥菜。

调料： 食用油、葱、蒜末、干红辣椒、味精、香油。

制作步骤：

将腌好的芥菜削去老皮洗净，切成细丝，葱洗净切细丝，红辣椒和青辣椒洗净切细丝，一起装进盘子里。将干红辣椒放油锅里炸酥爆香，淋在盘子中的芥菜丝上，再放入蒜末、味精、香油拌匀即可。

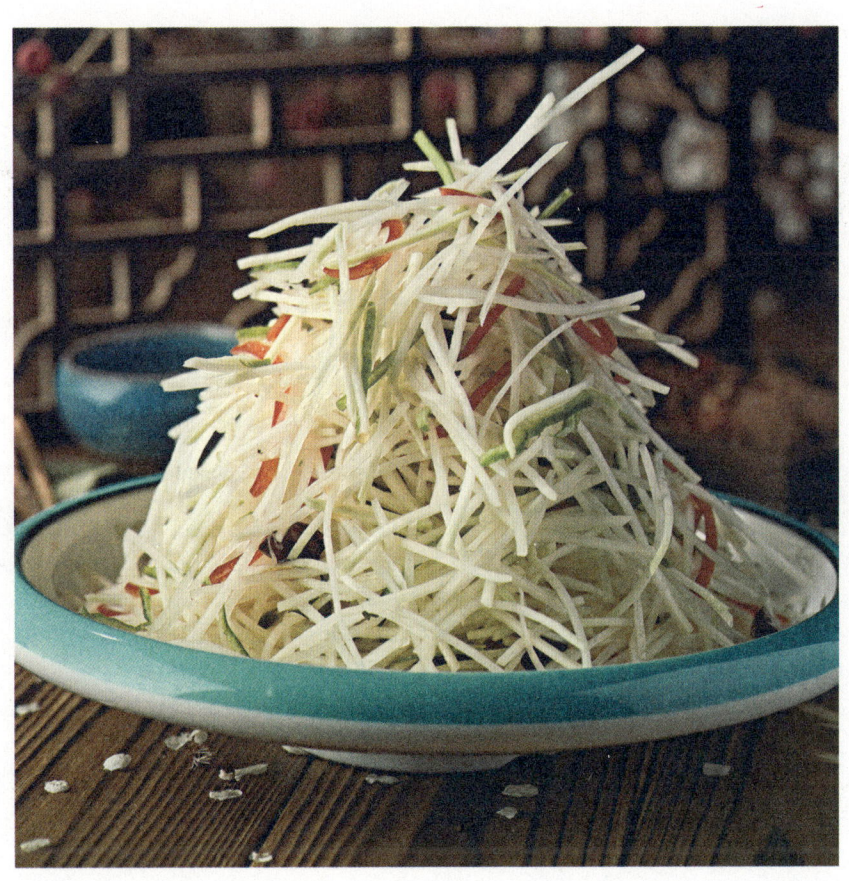

叶菜类

空心菜——绿色精灵

空心菜别称有藤藤菜、通菜蕹、蕹菜、通菜等，是旋花科番薯属的一年生蔓生草本植物。在中医理论中，空心菜被认为内服可用于解毒，外敷可治疗骨折、腹水及无名肿毒等。

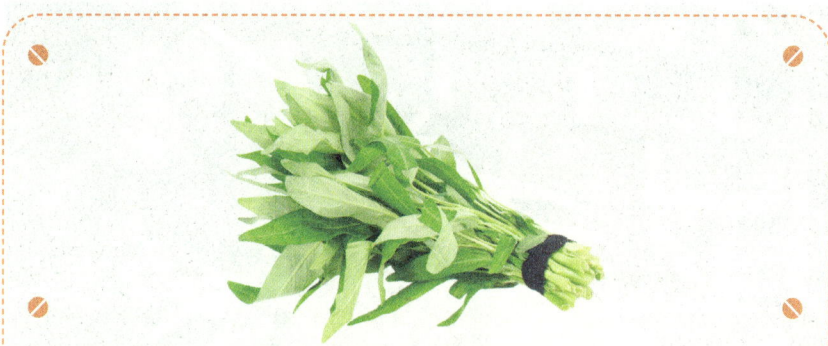

营养成分

蛋白质、脂肪、糖类、无机盐、胡萝卜素、烟酸、维生素C等。

功效

空心菜中含有丰富的纤维素，有利于促进肠道蠕动，帮助消化。其丰富的类胡萝卜素和多酚类化合物具有较强的抗氧化作用，有助于延缓衰老。空心菜中含有烟酸和维生素C，可以降低甘油三酯及胆固醇，适量食用可有效预防和治疗高血压。

清炒空心菜

原料： 空心菜。

调料： 食用油、蒜、油、盐、鸡精、蚝油。

制作步骤：

把空心菜洗净，切成段，锅中放水，烧开放少许盐，再放入空心菜焯烫一下，变色即可捞出，过凉水备用。蒜切两瓣。

炒锅倒油，放入蒜瓣爆香，倒入空心菜，大火翻炒，放盐、鸡精、蚝油，继续大火翻炒均匀，即可出锅。

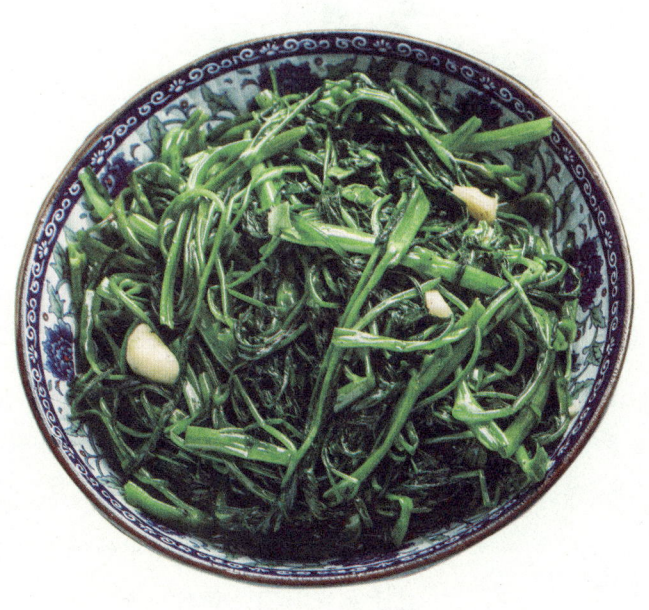

西芹——抗癌菜

西芹是伞形科芹属的一年或二年生草本植物。《本草推陈》中记载，西芹有醒脑健脾、润肺止咳、益肝清热、祛风利湿的功效。

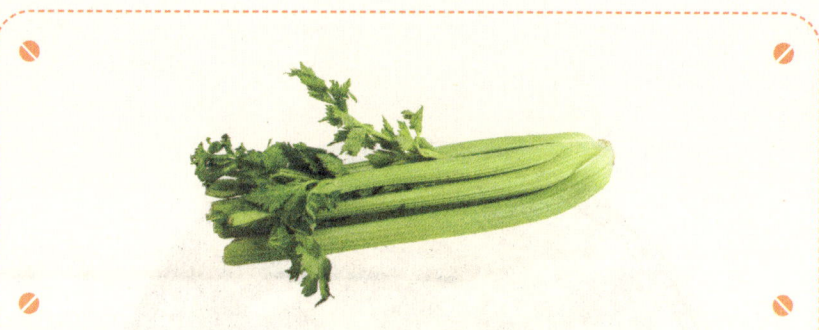

营养成分

蛋白质、碳水化合物、钾、钙、镁、维生素C、维生素K、叶酸等。

功效

西芹中富含膳食纤维，能促进肠道蠕动，提高排便能力，防止便秘，其中的钾含量较高，有助于人体降低血压。还含有天然化合物"芹菜素"，具有抗氧化和抗炎作用。西芹中的维生素K有益于血液凝固，预防出血，其中含有的碱性成分有一定的镇静作用，有利于安定情绪、消除烦躁。

西芹炒百合

原料： 西芹、红椒、黄椒、百合。

调料： 食用油、盐、蒜、鸡精。

制作步骤：

西芹洗净后刮去表面的硬皮，切成菱形片或斜刀切成小段；百合去头去尾后用手掰成片，放入清水中浸泡并清洗干净，去除表面的尘土和泥沙，为保持西芹和百合的脆度和颜色，可以在焯水时加入少许盐和油；红椒、黄椒洗净切菱形片状，蒜切末。

热锅中放油，烧热后加入蒜末炒香，倒入西芹和百合、红椒、黄椒翻炒，待百合炒至透明后加盐、鸡精，即可出锅。

炒制时，注意火候不宜过大，以免食材被炒焦。

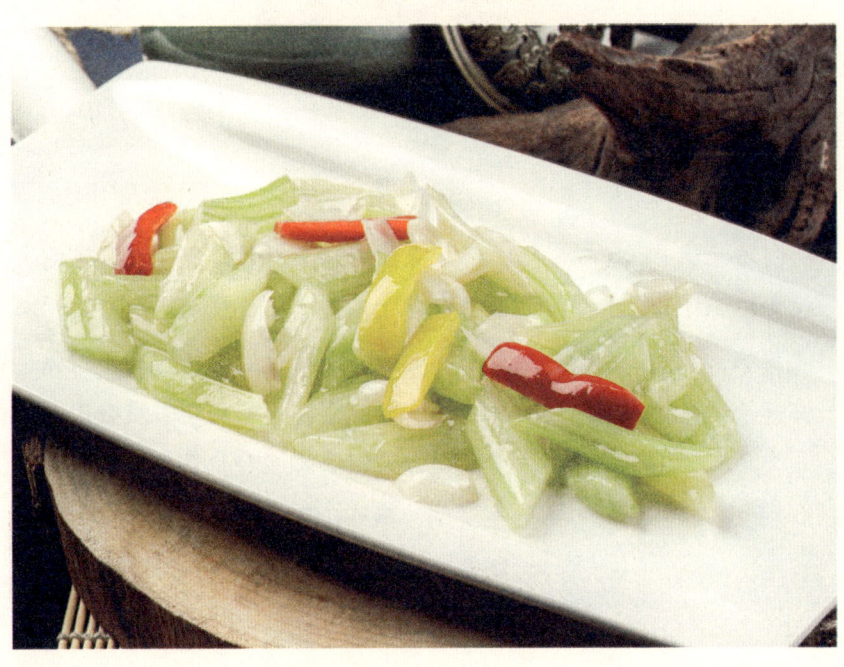

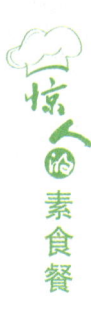

生菜——减肥良菜

生菜又称玻璃菜，是菊科莴苣属莴苣中的一个变种。原产于欧洲地中海沿岸，后引入中国。生菜以生食而闻名。

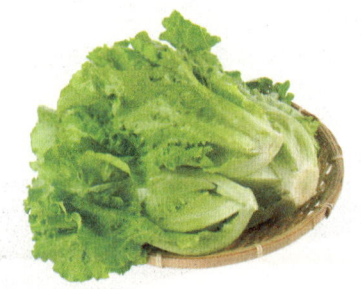

营养成分

维生素C、维生素E、维生素K、类黄酮、硒、钾、甘露醇等。

功效

生菜中含膳食纤维，能促进肠道蠕动，预防便秘，具有饱腹感，帮助减少脂肪。其中富含的维生素C有助于增强免疫力，维生素K则有利于血液凝固和骨骼健康。还含有多种抗氧化物质，如类黄酮、硒等，可保护细胞不受自由基损害，有助于预防癌症等疾病。

蚝油炒生菜

原料： 生菜、红椒。

调料： 食用油、葱白1段、大蒜、盐、蚝油、生抽、白糖、淀粉。

制作步骤：

将生菜择去黄叶，清洗干净并沥干水分，红椒洗净切丝，葱白切丝，大蒜剁成蒜末，将蚝油、生抽、盐、白糖和淀粉各适量放入碗中混合，加入适量清水拌匀。

锅中加水烧开，加入少许盐和几滴油，将生菜放入焯水约1分钟，捞出控水后摆盘，红椒丝、葱白丝铺在生菜上，锅中放适量油，烧热后加入蒜末炒香，倒入调好的蚝油汁，小火煮至浓稠，将煮好的蚝油汁均匀淋在生菜上即可。

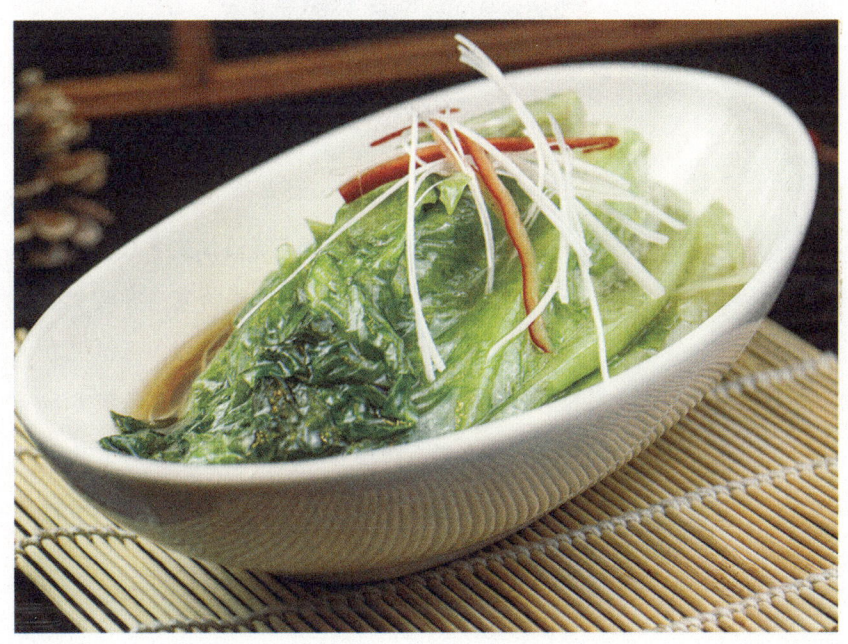

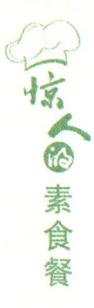

香椿芽——树上蔬菜

香椿原产于中国，分布于山东、安徽、河南、河北、广西、湖南、四川等地。据《本草纲目》记载，香椿芽味苦性凉，具有除热燥湿、健脾理气、解毒止血、祛风利湿等功效。

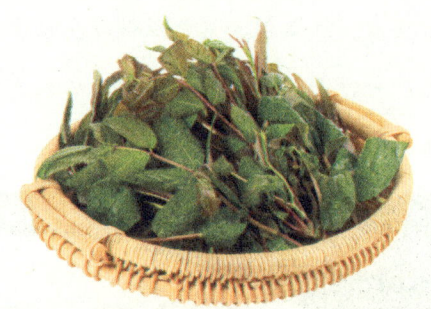

营养成分

钙、钾、镁、磷、维生素C、胡萝卜素等。

功效

香椿芽中含有丰富的维生素C、胡萝卜素、钾、钙、磷等营养物质，有助于提高身体的免疫力和抗氧化能力，保护视力和皮肤健康。其中富含的天然植物酮类和苯乙醇类物质可以有效清除体内的毒素和自由基，帮助改善肝脏功能，促进代谢和消化。

香椿拌豆腐

原料： 豆腐、香椿。

调料： 盐、香油、辣椒油、老抽、白糖、味精、米醋。

制作步骤：

豆腐可以切成小丁或者小方块，以便更好地吸收调料的味道。香椿需要洗净并摘除老根部分。

将准备好的香椿和豆腐进行焯水处理。香椿在沸水中焯烫，变色后捞出，控干水分，然后切成碎末，豆腐也在沸水中加盐焯烫后控干水分。

将香椿碎和豆腐放入一个大碗中，加入适量的盐、香油、辣椒油、老抽、白糖、味精、米醋，与香椿和豆腐充分混合，确保每一部分都能均匀地蘸上调料。

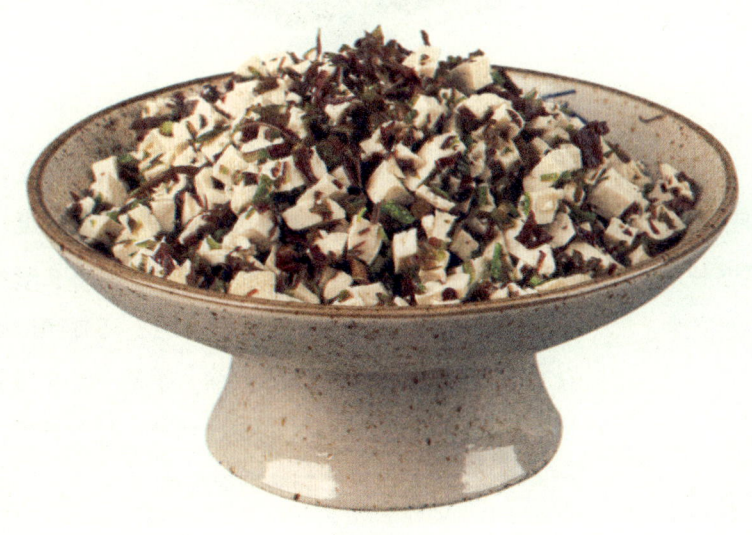

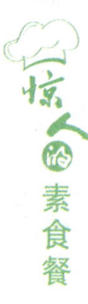

芥蓝——菜中灵芝

芥蓝又名白花芥蓝,是十字花科芸薹属甘蓝类两年生草本植物,芥蓝含纤维素、糖类等。其味甘,性辛,具有利水化痰、解毒祛风、除邪热、解劳乏、清心明目等功效。

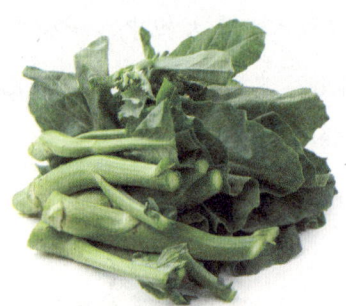

营养成分

维生素A、维生素C、维生素E等多种维生素。

功效

芥蓝富含维生素C,可以增强免疫系统功能,促进伤口愈合和组织修复。其中的多酚等生物活性成分具有良好的抗氧化作用,可延缓衰老,还可预防心血管疾病等慢性疾病。芥蓝中富含膳食纤维,可以促进肠道蠕动,利于排便,可预防便秘和肠癌等疾病。

浇汁芥蓝长山药

原料： 芥蓝、山药。

调料： 食用油、葱花、盐、味精、淀粉。

制作步骤：

将芥蓝洗净，去掉根部老皮及老叶，然后焯水煮熟，将芥蓝捞出控干水分，山药去皮后洗净切段，同芥蓝一起摆入盘中。

锅中加入清水，放蒸笼，把摆好的盘放入蒸笼并盖好后大火蒸熟，大约需要8分钟。

另起锅放少量油，油热后加入少量清水，大火烧开后放入盐、味精、淀粉兑薄芡，洒在汤汁里熬至黏稠后即可起锅。

将蒸熟的山药芥蓝取出，将制作好的浇汁浇在上面，撒上葱花即可。

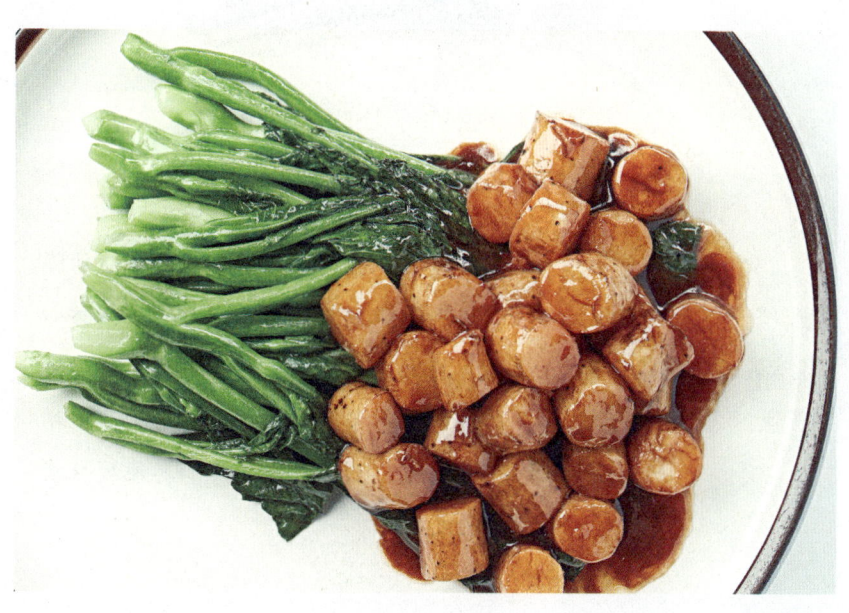

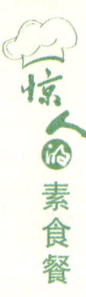

蕨菜——山菜之王

蕨菜也被称为"山菜之王",在20世纪60年代左右,成为穷人的"救命菜"。其中含有丰富的蛋白质、脂肪、碳水化合物以及大量的维生素和矿物质。

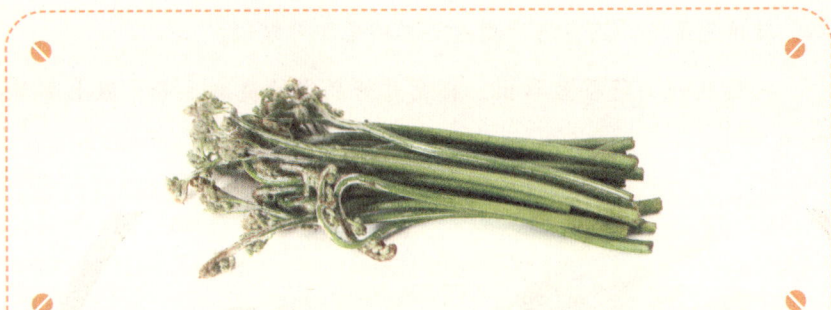

营养成分

钾、钙、锌、镁、多种氨基酸、维生素A、维生素B_1、维生素B_2、维生素C等。

功效

蕨菜中含有蕨菜苷,具有卓越的降血压和降胆固醇的作用,有助于预防心血管疾病。其中富含类黄酮和多酚等天然抗氧化剂,能够有效清除自由基,增强身体免疫力,预防癌症和其他慢性疾病的发生。

蕨菜油豆皮

原料： 蕨菜、油豆皮、胡萝卜、青椒。

调料： 葱、酱油、盐、鸡精、蒜末、辣椒、香菜。

制作步骤：

蕨菜冲洗干净，切成小段，油豆皮用温水泡软，切成丝或条状，胡萝卜、青椒也切丝备用，葱切碎，香菜切碎备用。

烧锅开水，加入少许盐和几滴食用油以保持蔬菜的色泽，先将蕨菜段放入开水中焯烫1～2分钟，捞出沥干水分；再将油豆皮丝也放入开水中焯烫，捞出沥干水分。

热锅凉油，放入蒜末、辣椒爆香，加入焯好水的蕨菜段、油豆皮丝，快速翻炒均匀，加入适量的酱油、盐、鸡精，继续翻炒均匀后出锅装盘，撒上一些葱花、香菜即可。

蕨菜和油豆皮在焯水时不宜过久，以免失去脆嫩的口感，炒制时要快速翻炒，避免食材黏锅或炒焦。

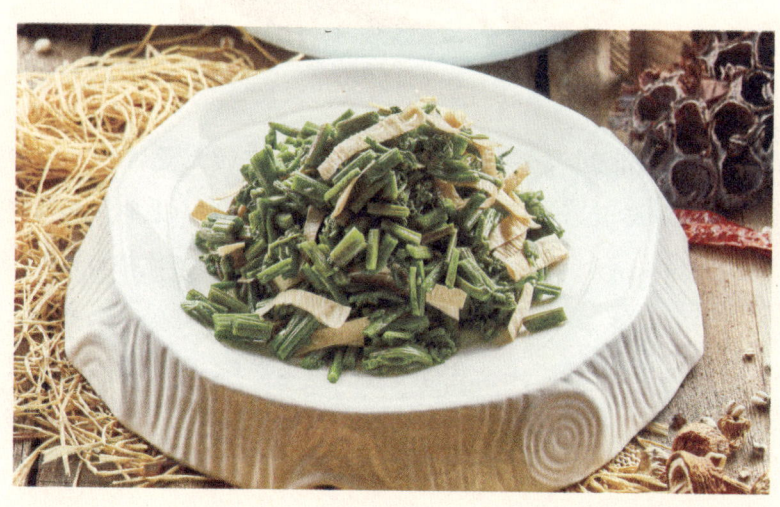

鸡毛菜——补钙冠军

鸡毛菜是十字花科芸薹属植物，指的是小白菜（青菜）的幼苗，名称由来是因为叶子形状酷似鸡毛，因此得名。鸡毛菜含有丰富的矿物质，如钙、磷、铁等，以及大量的维生素C、维生素A、B族维生素等，这些成分对于提高人体免疫力、促进皮肤细胞代谢等方面有着显著的作用。

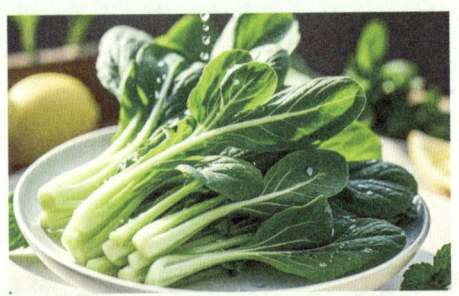

营养成分

钙、胡萝卜素、维生素C、膳食纤维、维生素K等。

功效

鸡毛菜中含有的大量膳食纤维与人体脂肪结合，可抑制血浆胆固醇的形成，促使胆固醇代谢物胆汁排出体外，使血管保持干净、富有弹性。鸡毛菜还含有丰富的维生素C，可促进皮肤细胞代谢，防止皮肤粗糙及色素沉着，能够延缓衰老。

虫草花凉拌鸡毛菜

原料： 新鲜鸡毛菜、虫草花。

调料： 橄榄油、鲜酱油、味精、香油、红椒。

制作步骤：

将鸡毛菜、虫草花清洗干净并沥干水分，在锅中烧开水，将鸡毛菜、虫草花放入水中断生，然后捞出用冷水冲凉，挤干水分，把红椒洗净切碎备用。

将鸡毛菜切成小段，锅加热，倒入油至五成热，将鸡毛菜倒入锅中炒匀，加鲜酱油炒匀，然后加入味精，淋上香油炒匀，将炒好的鸡毛菜装入盘中，撒上虫草花、红椒碎即可。

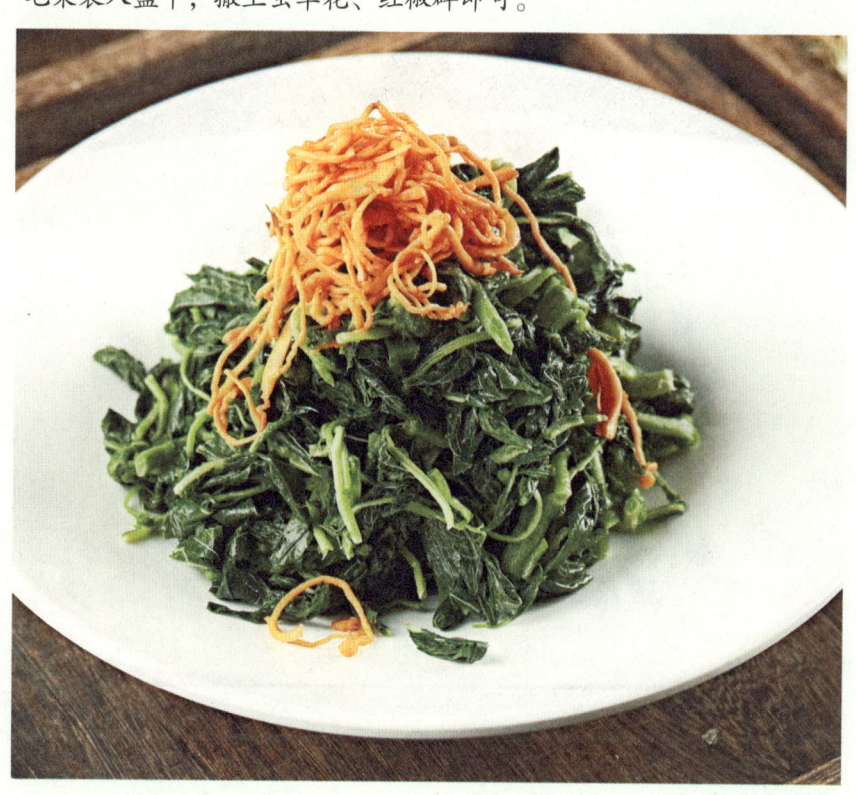

叶菜类

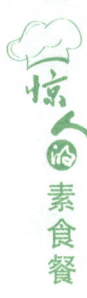

上汤鸡毛菜

原料： 鸡毛菜、枸杞适量。

调料： 色拉油、蚝油、盐、鸡精。

制作步骤：

将鸡毛菜的根部去掉，清洗干净，也可用盐水泡一会儿后再清洗。

在锅中加入色拉油加热，将准备好的鸡毛菜倒入锅中，加入盐、蚝油炒1分钟左右，再加入鸡精，直到鸡毛菜变软熟透，装盘后撒上枸杞即可。

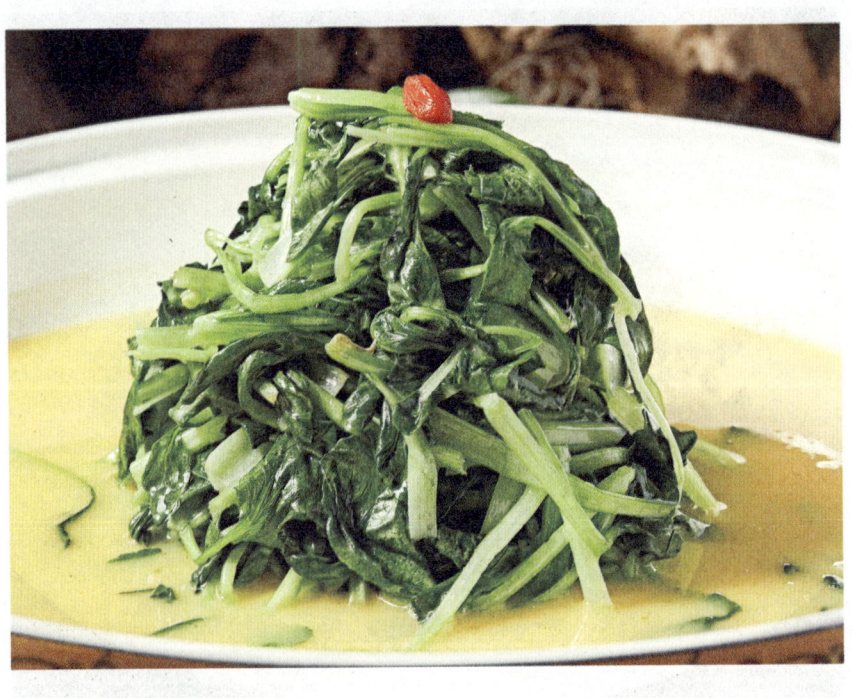

娃娃菜——秋补之王

娃娃菜于1999年由韩国人引入中国，开始取名"春月黄"，后来用"高山娃娃菜"代替，从此娃娃菜的名字开始流传。

娃娃菜的营养价值与大白菜相似，都含有丰富的维生素C、维生素B_6、叶酸、钙、铁、钾等元素。

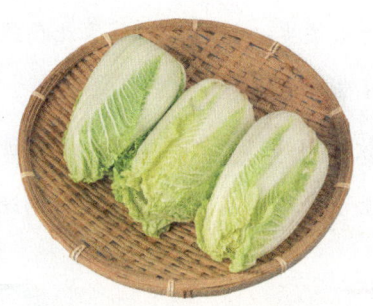

营养成分

蛋白质、膳食纤维、叶酸、烟酸、维生素C、维生素K、维生素A、钾、钙等。

功效

娃娃菜富含膳食纤维，能促进胃肠道蠕动，有助于消化、吸收，防止大便干燥，对于缓解便秘有显著效果。娃娃菜富含维生素C，有抗氧化作用，可增强身体免疫力，预防感冒和其他疾病。其中含有的维生素B_1、维生素B_2以及烟酸等有助于能量代谢、增强记忆力等。

叶菜类

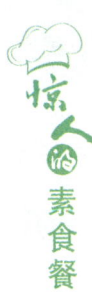

蒜蓉粉丝娃娃菜

原料： 娃娃菜、粉丝、小米椒、青椒。

调料： 食用油、蒸鱼豉油、葱花、香菜、干辣椒、大蒜、生抽、盐、白糖、蚝油、鸡精。

制作步骤：

将娃娃菜清洗干净，切成4等份放在盘子底部，将粉丝泡软后铺在娃娃菜上面，将大蒜剁碎，蒜蓉多准备一些，小米椒洗净切成小圈，青椒洗净切碎。

在锅中加油，热后倒入蒜蓉，加入干红辣椒炒香后加入生抽、盐、白糖、蚝油，煮开后关火，将炒好的蒜蓉浇在盘中摆好的娃娃菜粉丝上面再撒上蒸鱼豉油即可。

将摆好盘的菜品放入蒸锅，大火蒸10～15分钟，直到娃娃菜变软。蒸好后取出，撒上小米椒圈、青椒碎，再起锅烧热油，将热油淋在上面即可。

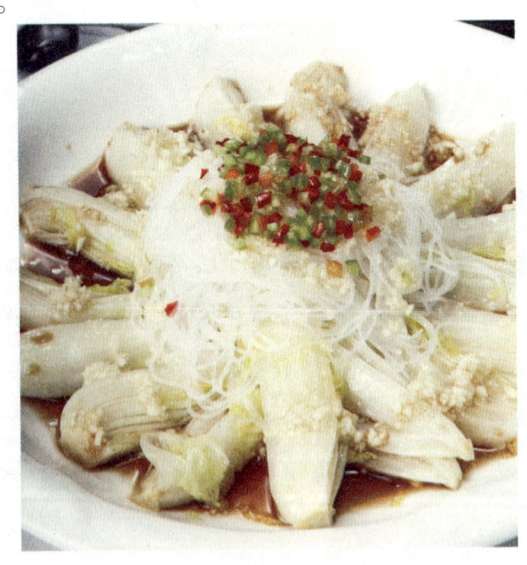

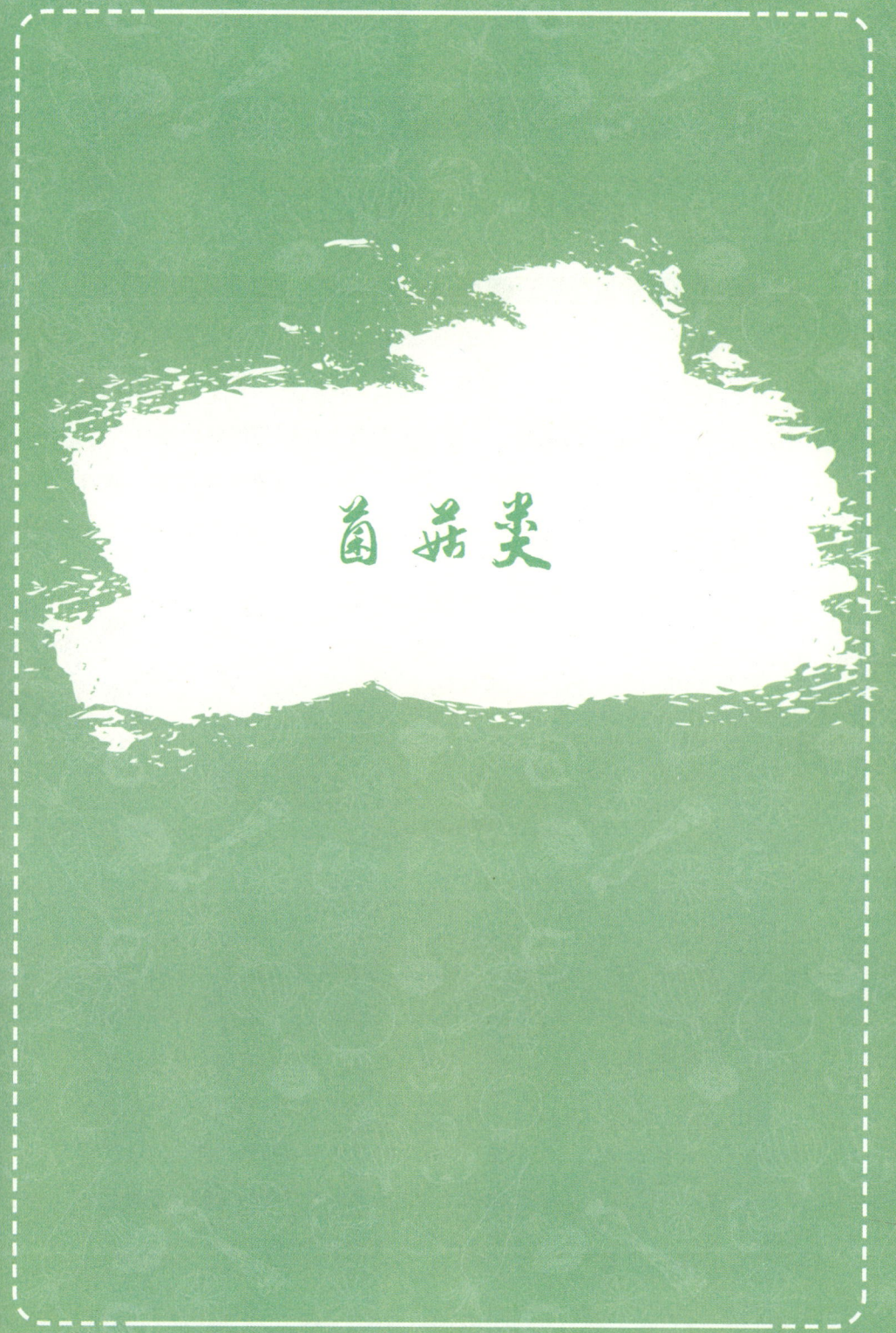

菌菇类

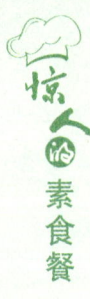

银耳——菌中之冠

银耳又被称作白木耳、雪耳、银耳子等,有"菌中之冠"的美称。其中所含有的活性成分——银耳多糖具有特殊的保健功能。

中医认为,银耳味甘淡性平,归肺、胃经,具有滋阴润肺,养胃生津的功效,适用于干咳,少痰或痰中带血丝,口燥咽干等症状。

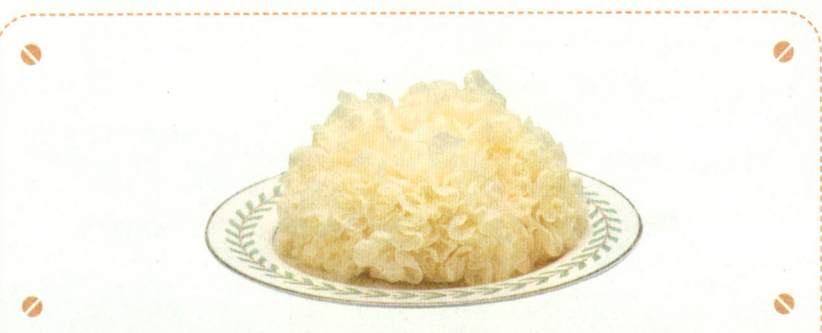

营养成分

蛋白质、碳水化合物、脂肪、粗纤维、多种无机盐、维生素等。

功效

银耳富有天然特性胶质,可起到滋阴的作用,可以润肤,并有祛除脸部黄褐斑、雀斑的功效。其中含有膳食纤维,可助胃肠蠕动,减少脂肪吸收。还含有多糖,能提高肝脏的解毒功能,并能促进肝细胞修复,达到保肝护肝的目的,可用于预防和治疗部分肝脏疾病。

浇汁银耳拌笋片

原料： 银耳、竹笋、小米椒、黑芝麻。

调料： 食用油、蒜末、生抽、辣椒酱（老干妈、豆豉酱等）醋、白糖、淀粉。

制作步骤：

银耳泡发，去蒂，撕成小朵，洗净，起锅烧开水，银耳放锅中煮熟，捞出冲冷水备用，竹笋洗净切片，放锅中煮熟后捞出备用，小米椒洗净切成小圈。

再起锅烧热油，先爆香蒜末，然后加入辣椒酱、兑好的淀粉水、生抽、醋、白糖，制成酱汁。

把银耳、竹笋放入盘中，淋上调好的酱汁，放上小米椒圈、黑芝麻即可。

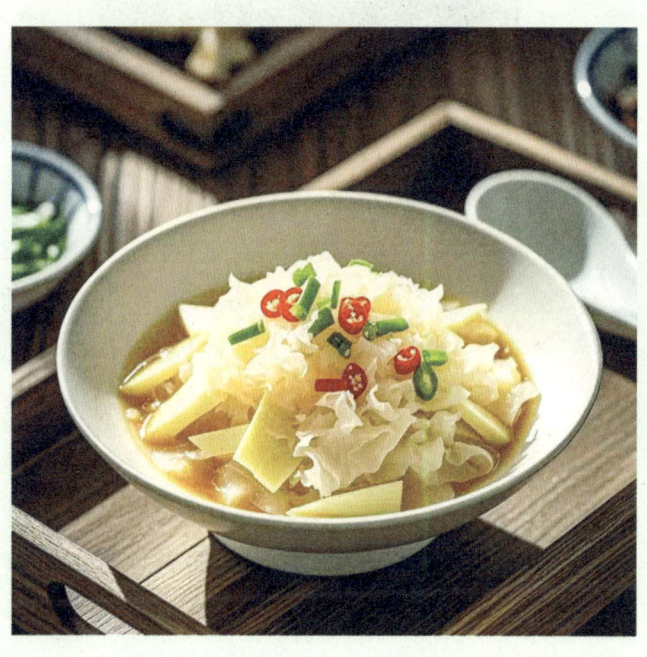

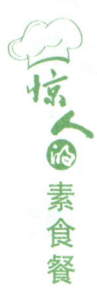

黑木耳——素中之王

黑木耳又名云耳，属木耳科。黑木耳中含有蛋白质、维生素和铁，其蛋白质中含有多种氨基酸，尤以赖氨酸和亮氨酸含量最为丰富。中医认为，黑木耳具有滋润强壮、清肺益气、补血活血、镇静止痛等作用。

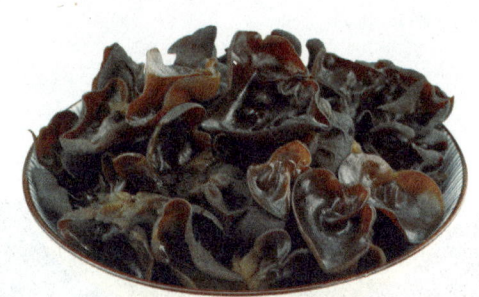

营养成分

碳水化合物、蛋白质、磷、铁、维生素等。

功效

黑木耳中含有木耳多糖，能起到抗氧化和抗衰老的作用。木耳多糖还有增强免疫力的功能，其中含有丰富的维生素B_1、维生素B_2、维生素C等多种维生素，可以帮助增强人体免疫力，促进新陈代谢。黑木耳还含有植物纤维和多种微量元素，能有效调节血脂，降低胆固醇水平，预防心血管疾病。

小米椒苦瓜捞汁黑木耳

原料： 苦瓜、木耳、小米椒。

调料： 蒜末、香菜、盐、生抽、香油、捞汁。

制作步骤：

清洗苦瓜后对半切开，去除内部的苦瓜瓤，将苦瓜切片，放入大碗中，加入盐抓拌均匀，腌制30分钟，腌制后倒掉多余的水分。

黑木耳用清水泡发，去掉根部，切成小朵，起锅烧开水将黑木耳焯水1分钟，捞出沥干水分备用。

大蒜去皮后切成蒜片，小米椒斜刀切成段备用。将处理好的苦瓜片放入开水中煮2分钟，然后捞出，用冷水冲凉，沥干水分。

将焯好的苦瓜片和木耳放入盘中，加入小米椒和蒜片、香菜、盐、生抽、香油、捞汁搅拌均匀，静置10分钟后即可食用。

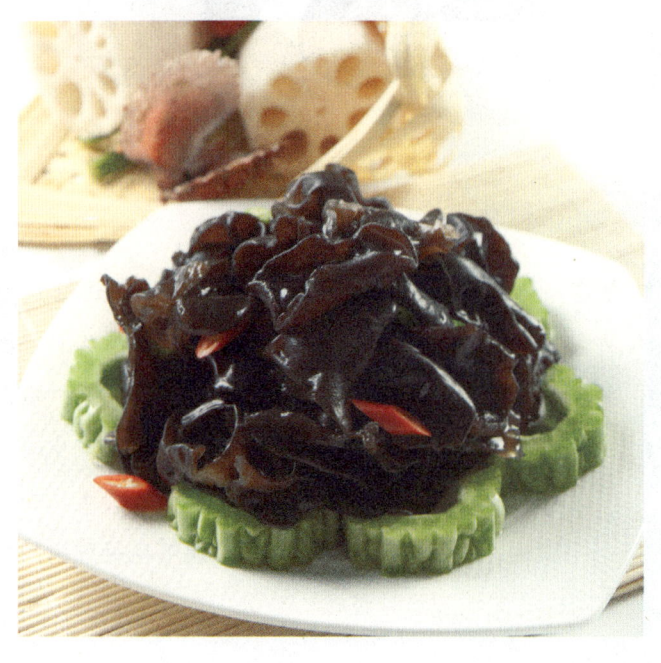

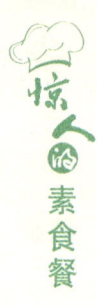

香菇——菇中皇后

香菇的名称来源于其独特的香气,最早的记载可以追溯到公元前239年的《吕氏春秋》,记载中提到了"越骆之菌",即指浙江省庆元县的香菇。

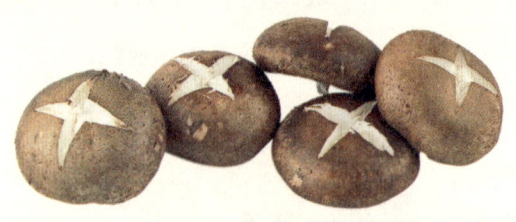

营养成分

蛋白质、氨基酸、β-葡聚糖、维生素B_1、维生素B_2、维生素C等。

功效

香菇中含有β-葡聚糖,可以增强人体免疫功能,预防感染和癌症等疾病。其中的纤维素含量较高,有助于降低血液中的胆固醇水平,减少心血管疾病的发生风险。还含有酚类化合物,具有抗肿瘤作用,能够延缓肿瘤的生长和转移。

素食合炒

原料： 彩椒、木耳、腐竹、香菇。

调料： 食用油、蒜末、蚝油、盐、鸡精。

制作步骤：

将彩椒切成菱形块，木耳、腐竹泡发，香菇洗净根部去掉，将木耳、香菇焯水2分钟，将香菇捞出控干水分，切成薄片备用。

起锅烧油，加入蒜末爆香，加入彩椒、木耳、腐竹、香菇翻炒，再放入蚝油、盐、鸡精，翻炒均匀，美味即成。

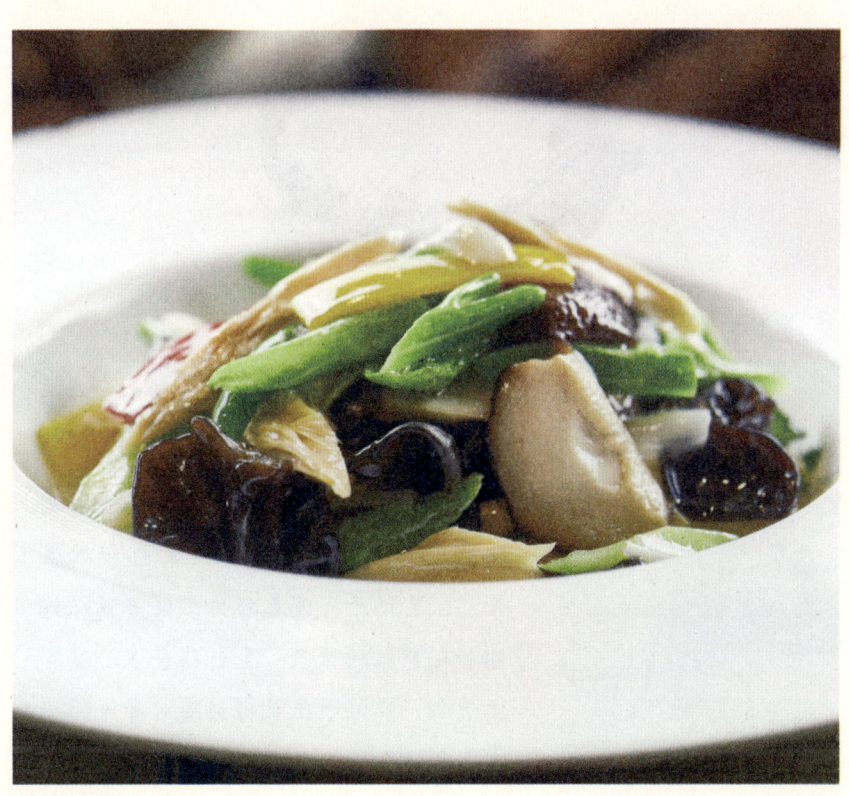

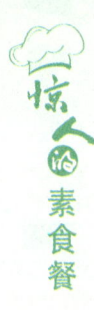

金针菇——蛋白质库

金针菇含有丰富的蛋白质、氨基酸、维生素和矿物质，对人体的健康有着重要的促进作用。金针菇性凉，味甘，归脾、大肠经，具有补肝、益肠胃、抗癌之功效，对肝病、胃肠道感染、溃疡、肿瘤等病证有食疗作用。

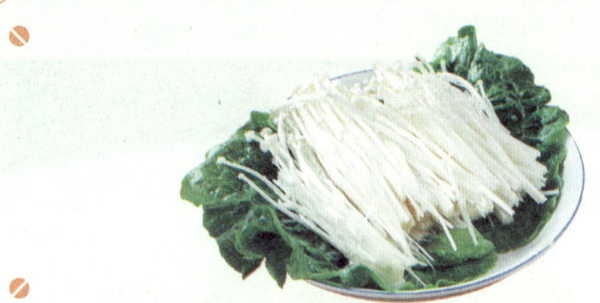

营养成分

蛋白质、膳食纤维、维生素B、维生素C、矿物质等。

功效

金针菇含有丰富的蛋白质，有助于身体的生长和修复。其中富含膳食纤维，有助于促进消化，预防便秘和肠道疾病。还含有丰富的维生素B和维生素C，有助于提高免疫力，促进新陈代谢和保护肌肤健康。金针菇含多酚类和类黄酮，有助于抵抗自由基对身体的损害，预防慢性疾病。

清蒸金针菇云南小南瓜

原料： 金针菇、云南小南瓜、红椒。

调料： 蒸鱼豉油、香油、葱白。

制作步骤：

将红椒洗净，切丝，葱白切丝备用，金针菇去根部清洗干净，从中间切段，云南小南瓜洗净表皮，刀割开顶部，挖空内壁，将金针菇放入南瓜内部，加入蒸鱼豉油、香油。起锅烧水，锅内放蒸笼，将南瓜装在盘中放入蒸笼内，盖上盖子，蒸至南瓜熟透，开盖后在金针菇上面撒上红椒丝、葱白丝即可。

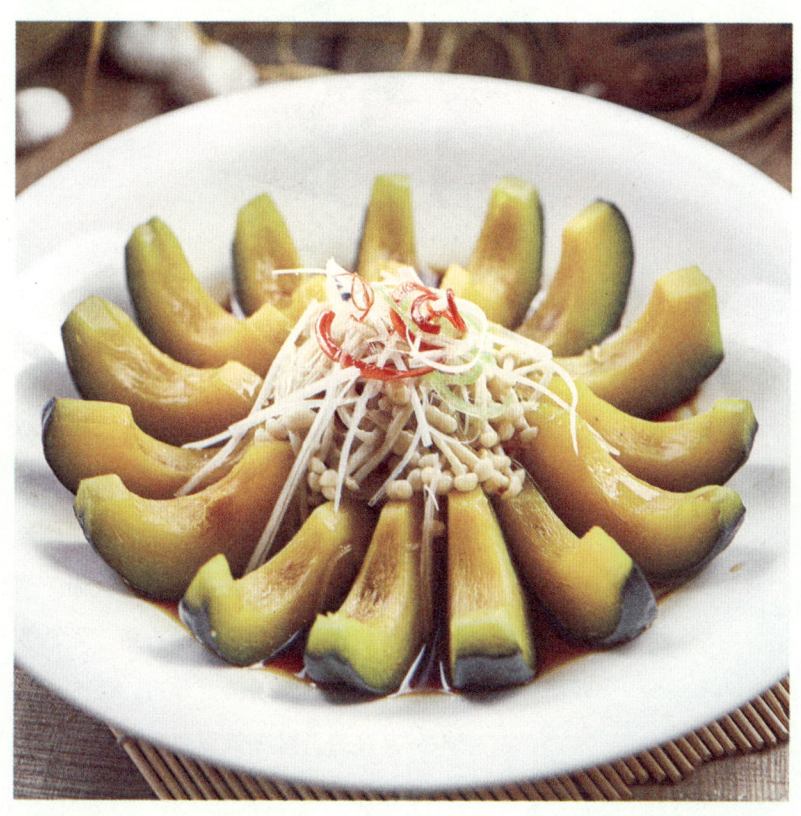

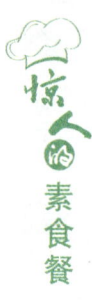

平菇——天然抗生素

平菇含有丰富的营养物质，具有祛风散寒、舒筋活络的功效，用于治疗腰腿疼痛、手足麻木、筋络不通等病症，对改善人体新陈代谢、增强体质都有一定的好处。

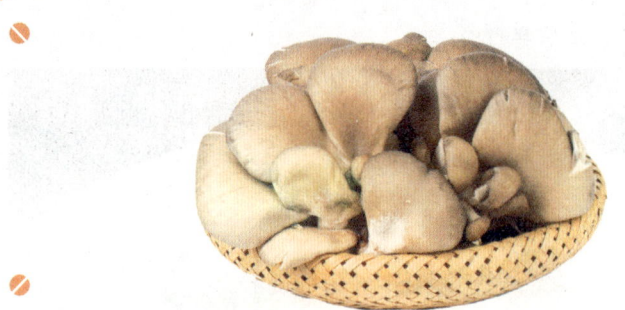

营养成分

多种维生素、矿物质等。

功效

平菇含有丰富的维生素和矿物质，具有滋养脾胃、祛风散寒、舒筋活络的功效，对于慢性胃炎、软骨病、高血压、胃溃疡、手足麻木、经络不适等症有辅助治疗作用。同时还能促进身体新陈代谢，调节植物神经紊乱，对于头晕头痛、失眠多梦等也有很好的辅助治疗作用，还可以增强人体免疫力，对降低血胆固醇和防治尿道结石也有一定效果。

平菇沙拉

原料： 平菇、黄椒、西红柿、苦菊。

调料： 葱、香油、醋、白糖、盐、生抽。

制作步骤：

葱切碎，苦菊洗净撕成小叶，西红柿洗净切成片状，将平菇洗净撕成小块，黄椒洗净切成小条，一起装入盘中备用。

小碗中加入盐、生抽、醋、白糖、香油，搅拌均匀制成料汁。起锅烧开水将平菇焯水2分钟即可出锅，冲凉水冷却装入盘中，加入切好的西红柿，苦菊，黄椒备用。

将调好的料汁倒入蔬菜中，搅拌均匀后撒上葱花即可食用。

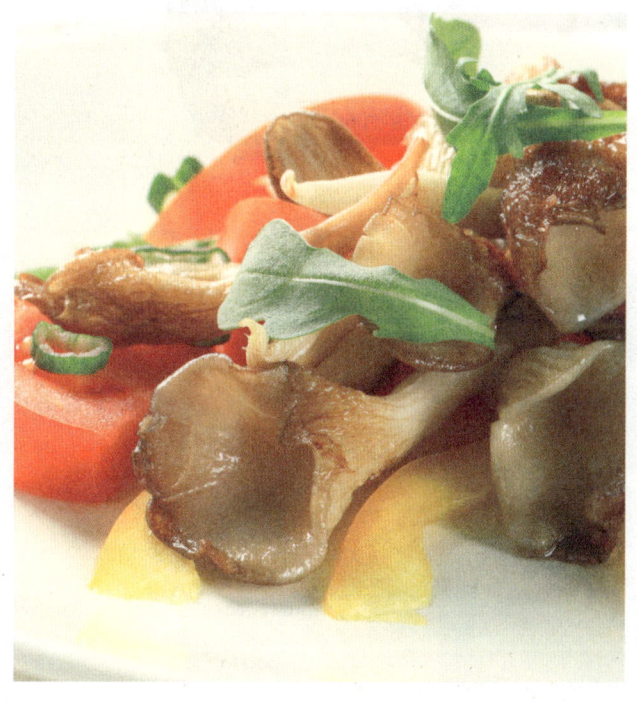

杏鲍菇——素食之王

杏鲍菇是侧耳科侧耳属真菌，也被称为干贝菇、平菇王、刺芹侧耳、杏仁鲍鱼菇等。它的担子体可以单生、群生或丛生。

杏鲍菇富含蛋白质、碳水化合物、维生素及钙、镁、铜、锌等矿物质，具有提高人体免疫功能、抗癌、降血脂、润肠胃以及美容等多种功效。

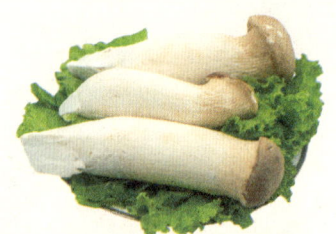

营养成分

碳水化合物、维生素、蛋白质、钙、锌、镁、铜等。

功效

杏鲍菇中的多糖类物质具有调节血糖、降低血压的作用，对于糖尿病患者有一定的疗效。杏鲍菇中含有丰富的膳食纤维和多种微量元素，有助于预防心血管疾病。杏鲍菇中的纤维素能促进肠道蠕动，增加肠道内菌群数量，从而促进消化和排泄。

素炒杏鲍菇

原料： 杏鲍菇、芹菜、小米椒。

调料： 食用油、蒜片、蚝油、盐、鸡精。

制作步骤：

将杏鲍菇洗净切成片，起锅烧水，将杏鲍菇焯水去除草酸，捞出沥干水分，芹菜洗净切成条状，小米椒切段，都放入盘中备用。

起锅烧热油，加入蒜片爆香，倒入杏鲍菇翻炒，加入芹菜条、小米椒、蚝油、盐、鸡精大火翻炒，熟透后即可盛出。

菌菇类

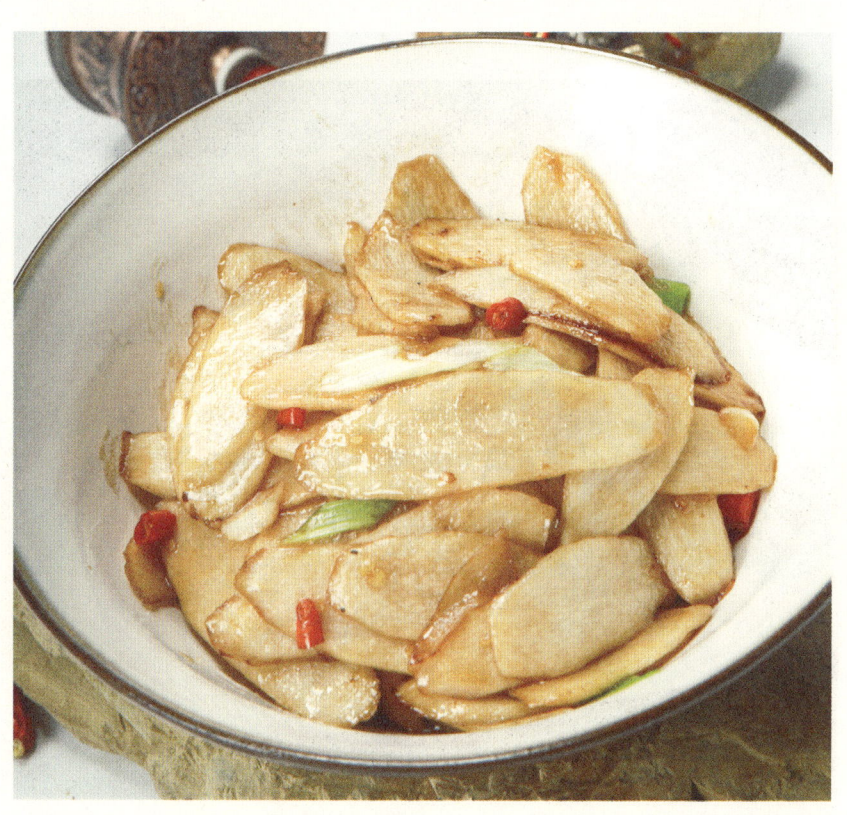

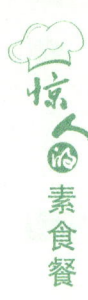

西芹辣炒杏鲍菇丝

原料： 西芹、杏鲍菇、干红辣椒段。

调料： 食用油、盐、味精、葱花、蒜末、姜末、蚝油、生抽。

制作步骤：

将杏鲍菇洗净切成条状，起锅烧水，将杏鲍菇焯水去除草酸，捞出沥干水分，西芹洗净切成条状，一起放入盘中备用。

起锅烧热油，加入葱花、蒜末、姜末、干红辣椒段爆香，倒入杏鲍菇翻炒，加入西芹、盐、味精、蚝油、生抽翻炒至熟透后即可盛出。

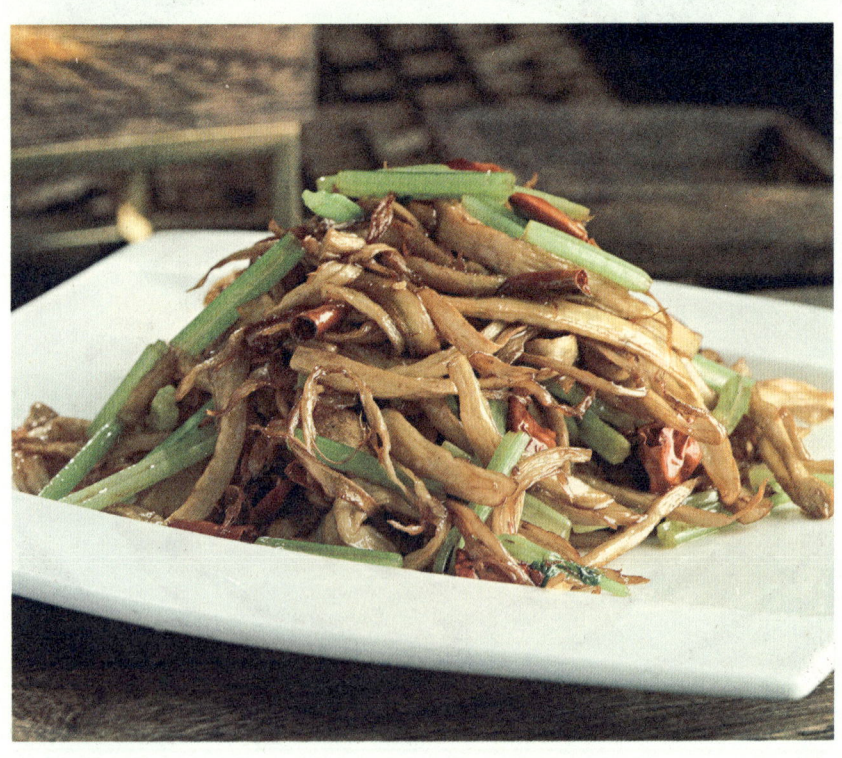

白玉菇——金枝玉叶

白玉菇也被称为白雪菇、白色蟹味菇、白色真姬菇，属伞菌目，口蘑科，白蘑属，被誉为食用菌中的"金枝玉叶"。它不仅美味与营养兼备，还具有镇痛、镇静、止咳化痰、通便排毒、降血压等多种功效。白玉菇外形晶莹洁白，富含高钙、高蛋白，还含有丰富的维生素C。

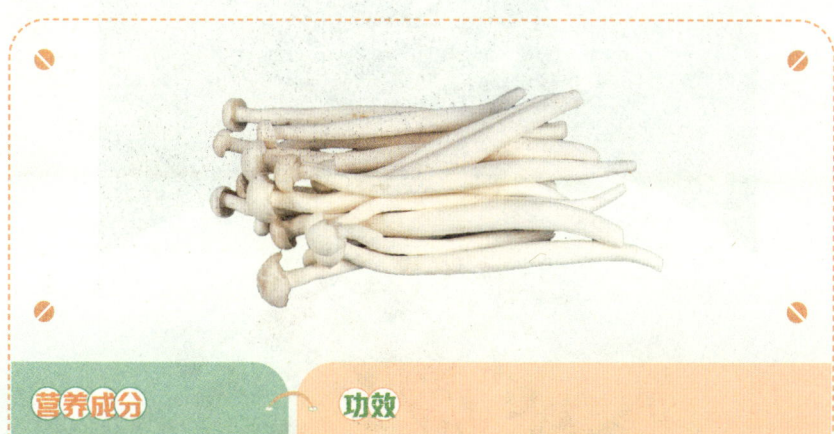

营养成分

钙、粗纤维、木质素等。

功效

白玉菇中含有粗纤维、半粗纤维和木质素，能保持肠内水分平衡，还可吸收多余的胆固醇、糖分，将其排出体外，对预防便秘、肠癌、动脉硬化、糖尿病等疾病都十分有利。

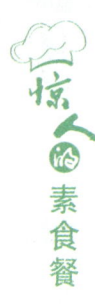

西芹彩椒小炒白玉菇

原料： 西芹、红椒、白玉菇、黄椒。

调料： 食用油、胡椒粉、盐、葱花、生抽、蚝油。

制作步骤：

西芹洗净撕去粗丝，切小块，白玉菇洗净，去掉根部，红椒、黄椒洗净切成菱形片状备用。

起锅烧热油，爆香葱花，加入白玉菇、西芹大火翻炒，放入红椒、黄椒大火快速翻炒，加入胡椒粉、盐、生抽、蚝油，翻炒入味后即可出锅。

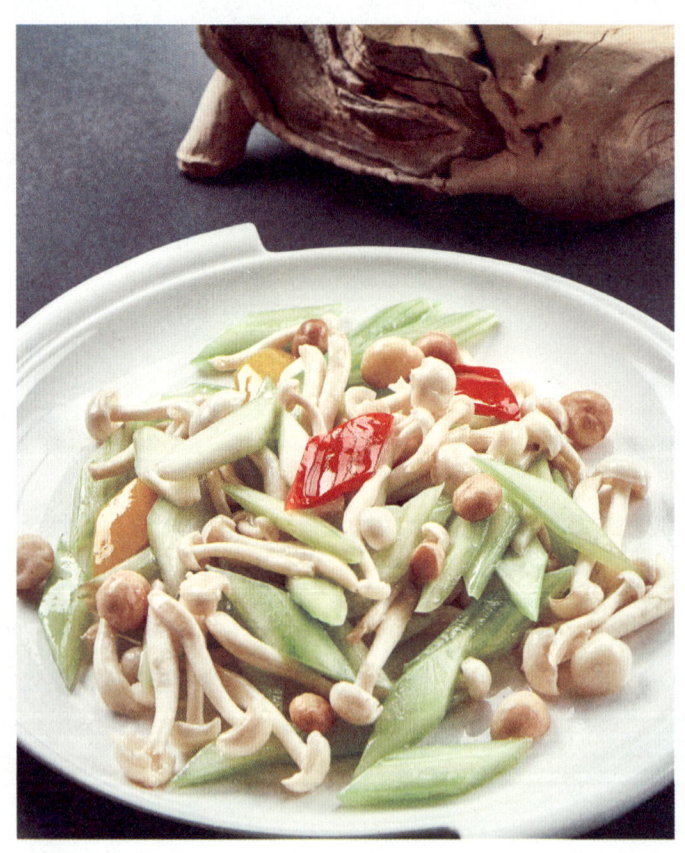

菌菇类

口蘑——天下第一蘑

明清时期，由于张家口是京城与蒙古之间的贸易要道，从张家口运往京城的物品往往会冠以"口"字以示不同。清朝中后期，口蘑成为京城里的珍馐美味，诗人郭沫若曾在张家口盛赞"口蘑之名满天下"。

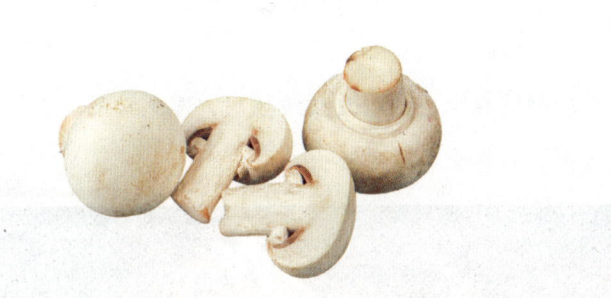

营养成分

蛋白质、膳食纤维、钾、镁、钙、硒、锌、B族维生素、维生素C、维生素E等。

功效

口蘑中含有麦角硫天然氨基酸和抗氧化剂，具有显著的抗氧化作用。其中丰富的膳食纤维有助于促进肠道蠕动，预防便秘，进而降低患大肠癌的风险。其含有的维生素D可促进机体对钙的吸收，能够纠正低钙血症，并能够预防和辅助治疗骨质疏松症。

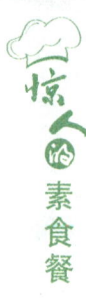

葱香口蘑核桃仁

原料： 口蘑、核桃仁、红椒、黄椒。

调料： 食用油、盐、欧芹碎、黄油、鸡精。

制作步骤：

口蘑清洗干净，切去菌把，起锅烧水，整个放入锅内，加盐煮熟。煮好捞出凉水冲洗，切成扇形状，厨房纸吸去多余的水分，红椒，黄椒洗好切细丝。

起锅烧热，融化黄油，将红椒、黄椒倒入锅内翻炒，炒干水分变蔫出锅备用。再次锅中热油，加入口蘑与核桃仁一起翻炒，加盐、鸡精翻炒均匀即可出锅，装入盘中摆放红椒丝、黄椒丝，西芹碎撒在核桃仁上面即可。

在炒制过程中，注意火候的控制，避免口蘑过火变得黏稠，同时确保核桃仁的香味充分释放出来。

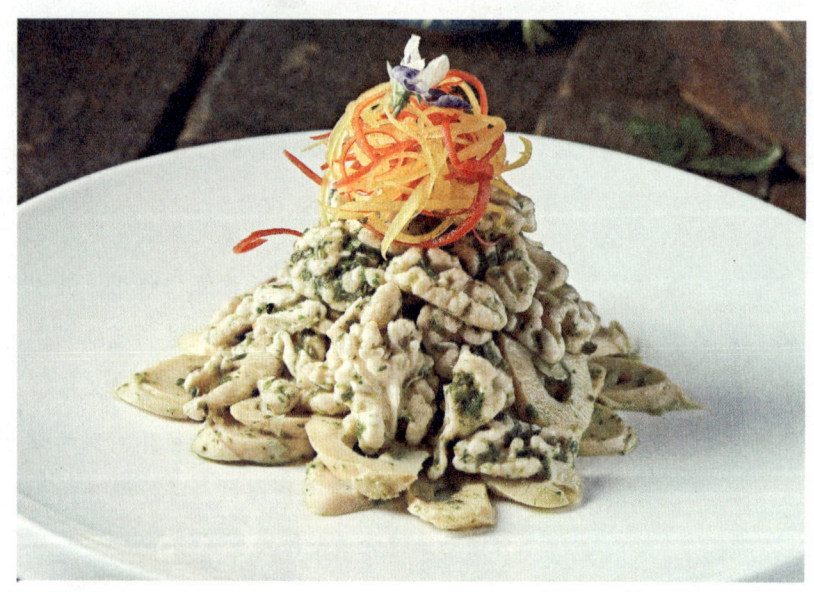

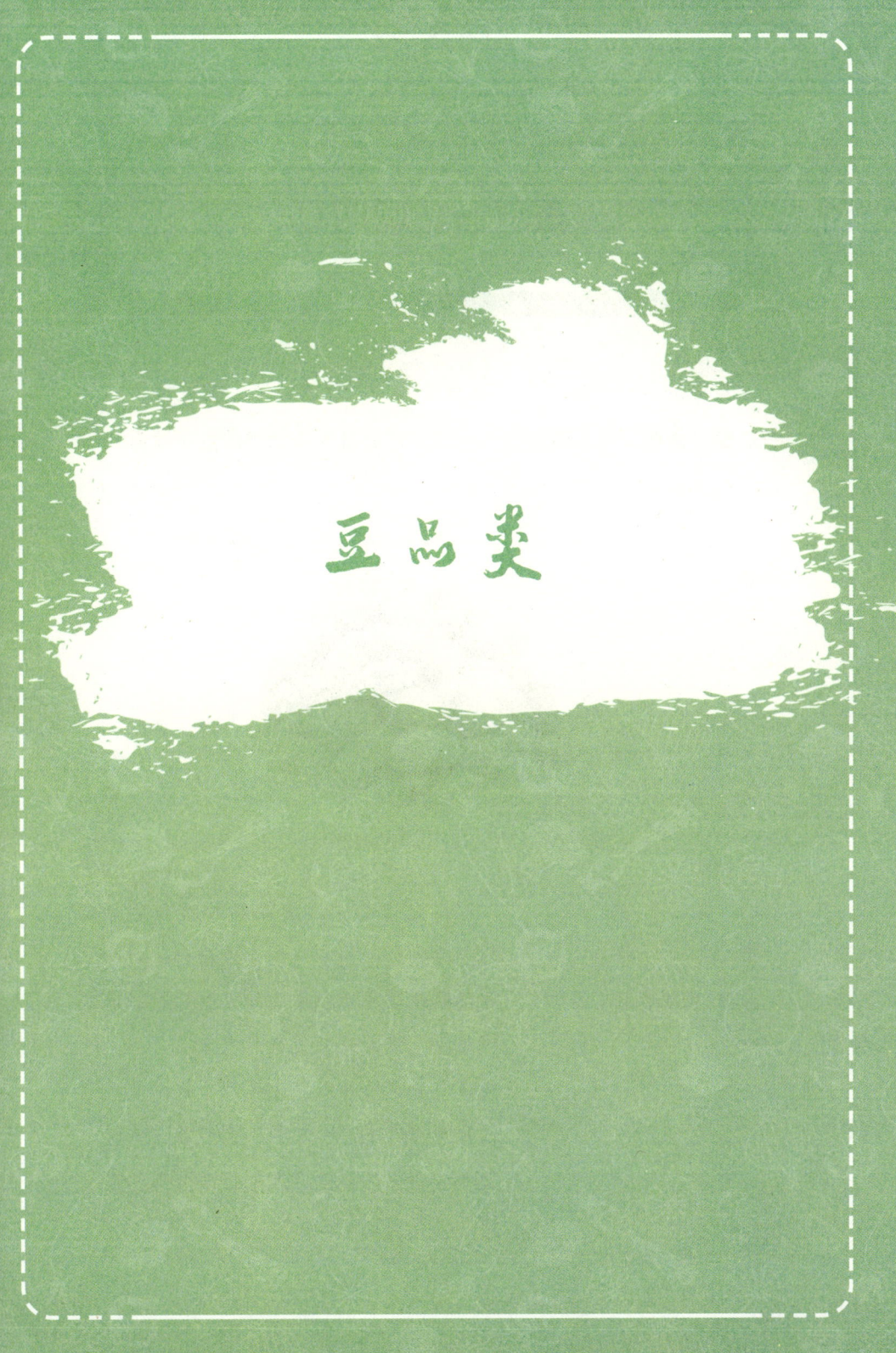

豆品类

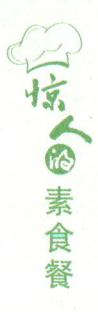

蚕豆——聪明豆

蚕豆的种子可以入药，具有健脾、利湿等功能。蚕豆含有钙、锌、锰、磷脂、胆石碱等营养成分，对促进人体骨骼的生长发育、预防心血管疾病有积极作用。

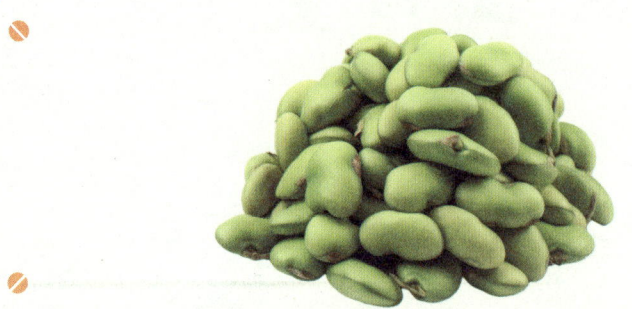

营养成分

蛋白质、钙、磷、铁、锌、维生素 B_1、维生素 B_2、维生素 C 等。

功效

蚕豆富含钙，是构成骨骼和牙齿的主要成分，磷参与能量代谢和酸碱平衡，铁是合成血红蛋白的重要原料，锌对维持免疫系统的健康具有重要作用。蚕豆中含有的维生素 B_1 有助于促进碳水化合物的代谢，维生素 B_2 参与能量代谢和氧化还原反应，维生素 C 具有抗氧化作用，有助于增强免疫力。

白玉菇小炒青蚕豆

原料： 白玉菇、青蚕豆。

调料： 食用油、盐、生抽、大蒜、鸡精。

制作步骤：

白玉菇去蒂并清洗干净，青蚕豆去皮剥出蚕豆米，清洗干净并沥干水分，大蒜切片、切末备用。

起锅热油，加入蒜末爆香，下入白玉菇翻炒，多炒一会儿，待白玉菇的水分蒸发出去一点后，加入青蚕豆与白玉菇一起翻炒，保持大火快速翻炒，使蚕豆米受热均匀。加入盐、生抽、鸡精继续翻炒，直到蚕豆米熟透，白玉菇和蚕豆米都充分吸收了调料的味道即可出锅。

炒这道菜时尽量多放一些油，因为蚕豆表面比较干，白玉菇也比较吸油，油放少了容易糊锅，而且影响口感和味道。

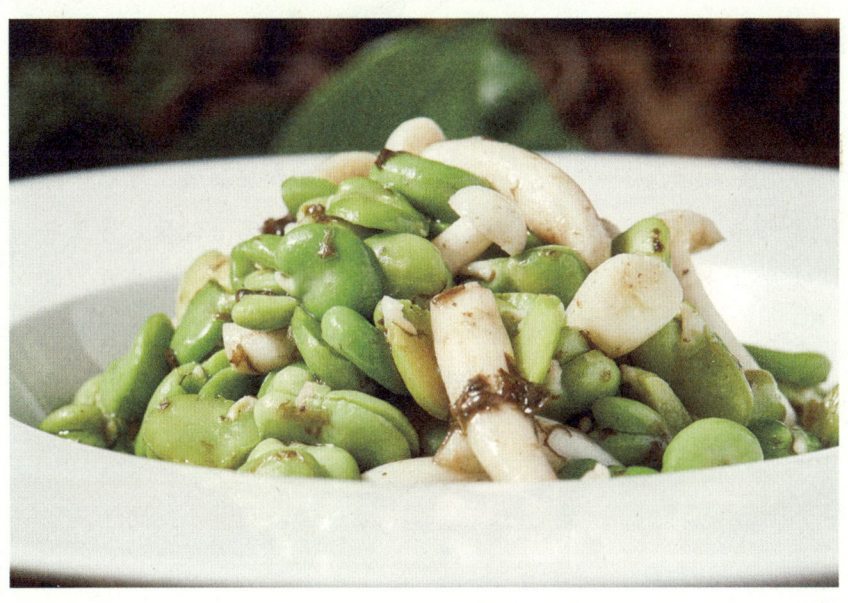

青豆——豆中之王

青豆又称豌豆，属于豆科豌豆属的一年生或二年生攀缘草本植物，也称青大豆，因果实颜色为青绿色而得名，在中国东北、华北、陕西、四川及长江中下游地区均有出产。

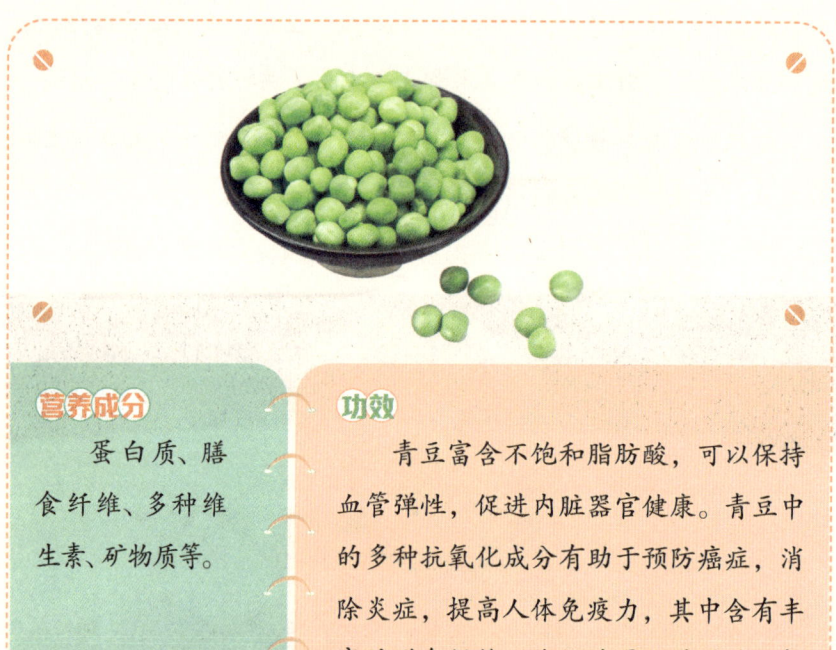

营养成分

蛋白质、膳食纤维、多种维生素、矿物质等。

功效

青豆富含不饱和脂肪酸，可以保持血管弹性，促进内脏器官健康。青豆中的多种抗氧化成分有助于预防癌症，消除炎症，提高人体免疫力，其中含有丰富的膳食纤维，能促进胃肠道蠕动，帮助消化和排便。

玉米青豆糖炒小麻团

原料： 玉米粒、青豆、成品袋装小麻团、胡萝卜、黑木耳。

调料： 食用油、盐、生抽。

制作步骤：

热锅中放油，加热至适当温度，放入麻团，低温炸至表面定型，然后逐渐升温，炸至表面金黄且浮起，捞出控油备用。

胡萝卜洗净切成小丁，黑木耳泡发焯水后切细丝，青豆、玉米粒洗净备用。热锅中放油，烧热后先放入青豆、玉米粒、胡萝卜丁翻炒至熟透，加入生抽、盐翻炒均匀。将炸好的麻团、黑木耳丝倒入锅中，一起翻炒均匀即可出锅。

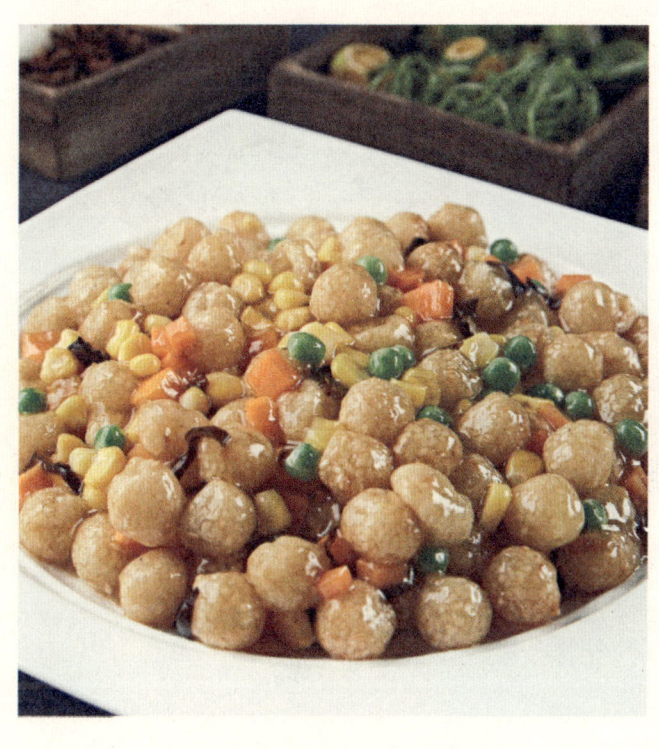

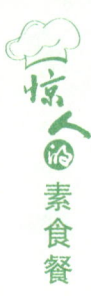

豆芽——菜中人参

豆芽是用黄豆、青大豆、绿豆、黑豆、蚕豆等经水浸泡发芽而成的,在发芽的过程中,豆类可以产生干豆不含有的维生素C等营养成分。蛋白质和糖类物质虽在含量上有所下降,但可溶性氨基酸、维生素和膳食纤维等含量大大提高,而发芽后的豆类可产生大量的维生素C,其抗氧化保健功效显著增强。

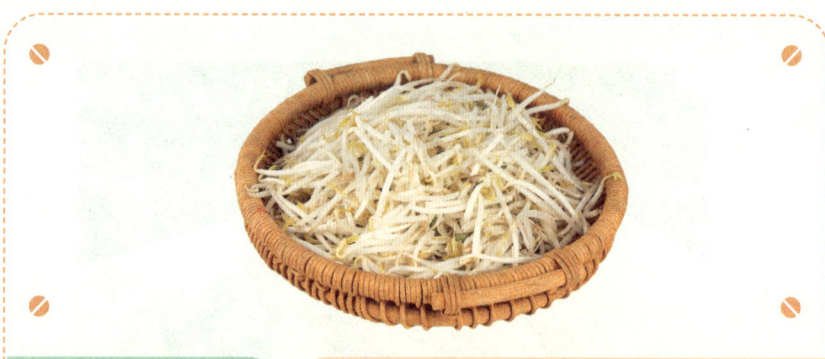

营养成分

维生素C、维生素B、胡萝卜素、磷、锌、蛋白质、膳食纤维等。

功效

豆芽含有丰富的维生素E,可以有效软化血管、预防动脉硬化。其中还含有大量的钙质,可以有效促进骨骼的生长和发育。还含有大量的维生素B、维生素C、氨基酸和矿物质,可以促进人体新陈代谢。

凉拌豆芽菜

原料： 豆芽、胡萝卜、香菜。

调料： 蒜末、生抽、醋、糖。

制作步骤：

将豆芽、胡萝卜、香菜清洗干净，香菜切小段，胡萝卜切丝。起锅烧水，将豆芽、胡萝卜丝焯水，时间不宜过长，保持脆嫩，捞出冲冷水，控干水分，放入盘中，加盐、生抽、醋及糖，蔬菜充分搅拌均匀，撒上香菜即可。

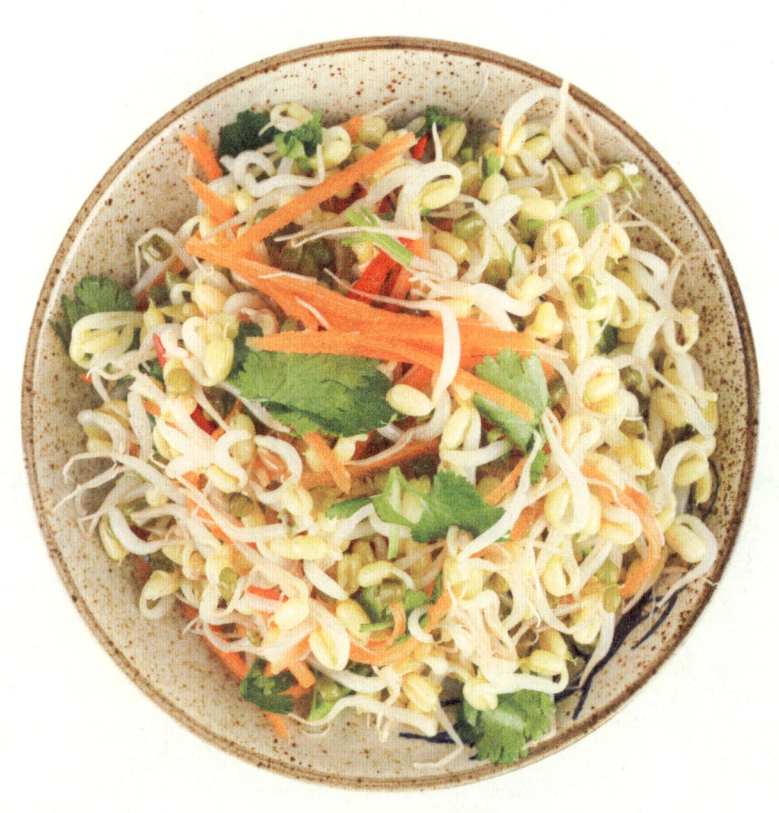

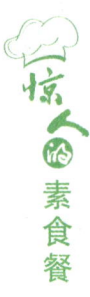

豆腐——植物肉

豆腐是由黄豆浸泡、磨碎后加水煮制而成。豆腐中含有人体必需的多种微量元素,还含有丰富的优质蛋白,素有"植物肉"之美称。

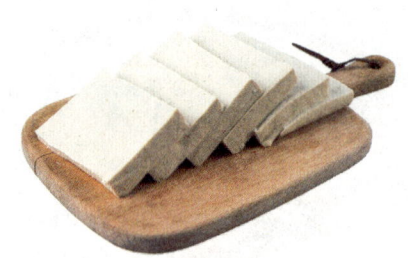

营养成分

蛋白质、钙、铁、不饱和脂肪酸等。

功效

豆腐中含有不饱和脂肪酸,有助于降低血脂和胆固醇,预防心脑血管疾病。其中含有的大豆异黄酮具有抗氧化、抗衰老的作用。还含有丰富的维生素和矿物质,可以增强人体免疫力,提高身体抵抗力。其含有的叶酸等物质有助于调节雌激素水平及调理身体,可助育龄期女性备孕。

麻婆豆腐

原料： 豆腐。

调料： 食用油、葱花、蒜末、姜末、鸡精、胡椒粉、盐、水淀粉、辣椒面、豆瓣酱。

制作步骤：

豆腐切成小块，起锅烧热水，将豆腐块放入开水中加盐，在沸水中焯烫一下，去除豆腥味，随后捞出豆腐备用。

再起锅烧热油，加入姜末、蒜末爆香，加入豆瓣酱、适量清水，烧开后放入豆腐块、盐、鸡精、胡椒粉，加入水淀粉收汁，最后撒上辣椒面，翻炒均匀后出锅装盘，撒上葱花即可。

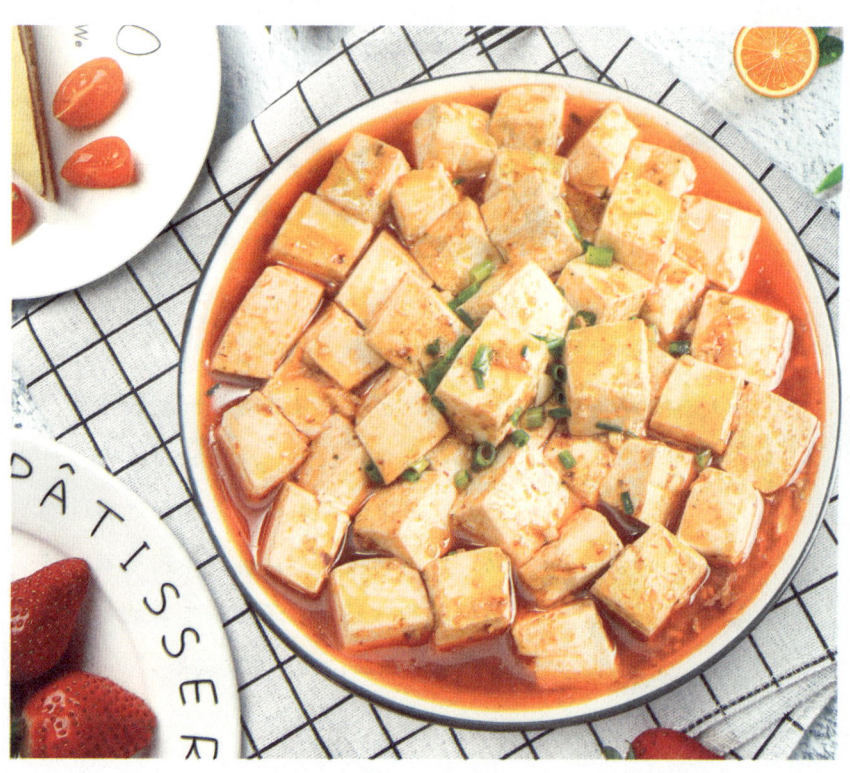

豆干——素火腿

豆干通常指豆腐干，属于豆腐的再加工食品，其中含有大量蛋白质、脂肪、碳水化合物，还含有钙、磷、铁等多种人体所需的矿物质。豆干在制作过程中添加食盐、茴香、花椒、大料、干姜等佐料，豆干既香又鲜，被誉为"素火腿"。

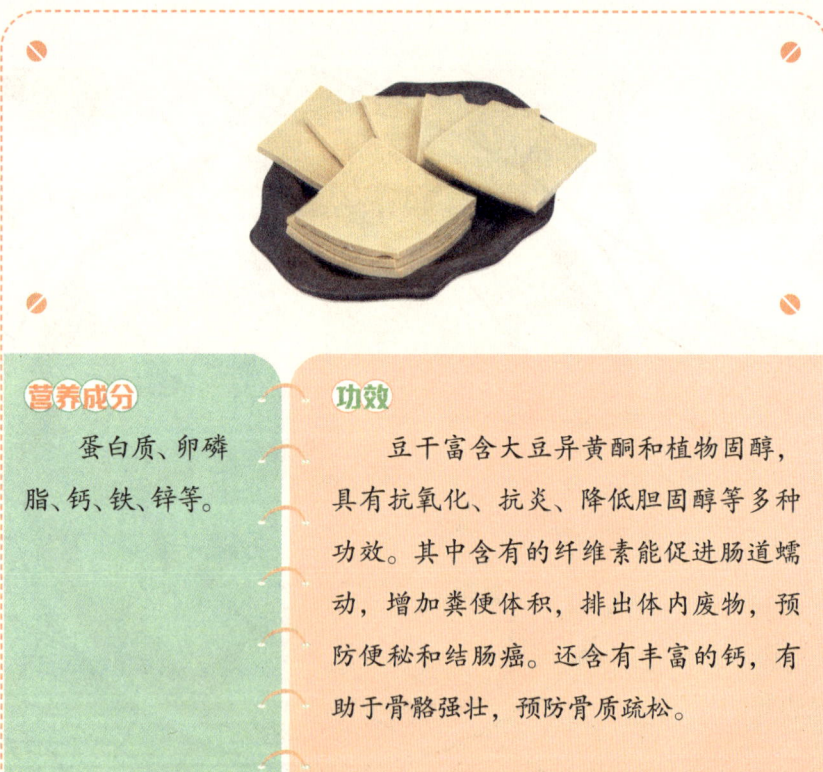

营养成分

蛋白质、卵磷脂、钙、铁、锌等。

功效

豆干富含大豆异黄酮和植物固醇，具有抗氧化、抗炎、降低胆固醇等多种功效。其中含有的纤维素能促进肠道蠕动，增加粪便体积，排出体内废物，预防便秘和结肠癌。还含有丰富的钙，有助于骨骼强壮，预防骨质疏松。

西芹拌香干

原料： 西芹、胡萝卜、香干。

调料： 食用油、酱油、香油、盐、香菜、蒜末、鸡精、醋。

制作步骤：

将西芹洗净，去掉老筋后切成丝，香干切成细丝，胡萝卜切成细丝备用。

起锅烧开水，加入盐，将西芹丝、胡萝卜丝、香干丝分别焯水1分钟捞出沥干水分，保持蔬菜的脆嫩。

在碗中加入酱油、香油、盐、香菜、蒜末、鸡精、醋，搅拌均匀。

起锅热油，将香干丝、西芹丝、胡萝卜丝倒入锅中煸炒片刻，然后盛出晾凉，将炒制好的香干丝、西芹丝、胡萝卜丝加入调好的料汁搅拌均匀即可。

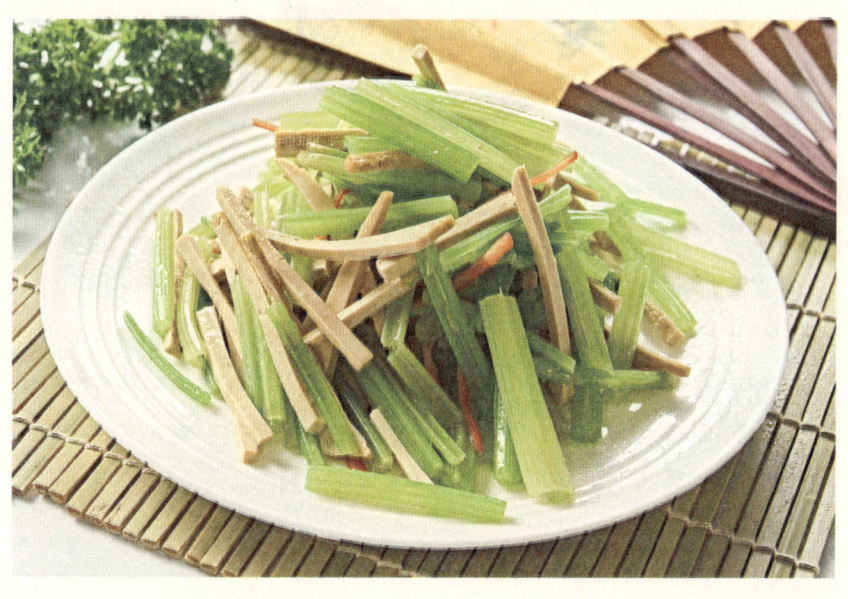

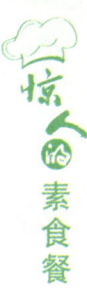

千张——健体菜

千张是由豆制品加工而成，其历史可以追溯到清朝乾隆年间。在乾隆年间，袁枚在《随园食谱》中提到了"沭邑西"的豆腐与千张，表明在清乾隆年间，"沭邑西"的千张已经有了声誉。在清朝末年，沭城西北的庙头镇与高流镇就有两户制千张的高手，他们的制作工艺被传承下来，从而在后世中发展出了各自的地方特色。

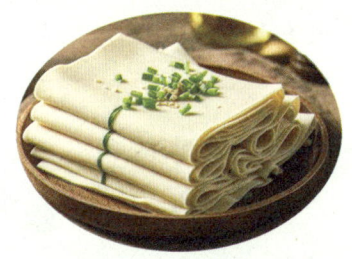

营养成分

钙、磷、蛋白质、维生素、β-胡萝卜素、硫胺素、核黄素、卵磷脂、大豆皂醇等。

功效

千张含有卵磷脂，可防止血管硬化，预防心血管疾病，保护心脏。并含有多种矿物质，能补充钙质，防止因缺钙引起的骨质疏松，促进骨骼发育，对小儿、老人的骨骼生长极为有利。

香椿苗拌干豆腐丝

原料： 香椿苗、干豆腐、玫瑰花瓣。

调料： 盐、生抽、干辣椒、香油、蒜末。

制作步骤：

干豆腐卷起，切成细丝状，放入开水中焯水1分钟即可，香椿苗洗净切段放入盘中。

蒜末放碗里，起锅烧热油，浇在蒜末上炸香，加入一点香油，淋在盘中的干豆腐丝、香椿苗上，加盐、生抽搅拌均匀，撒上玫瑰花瓣装饰即可。

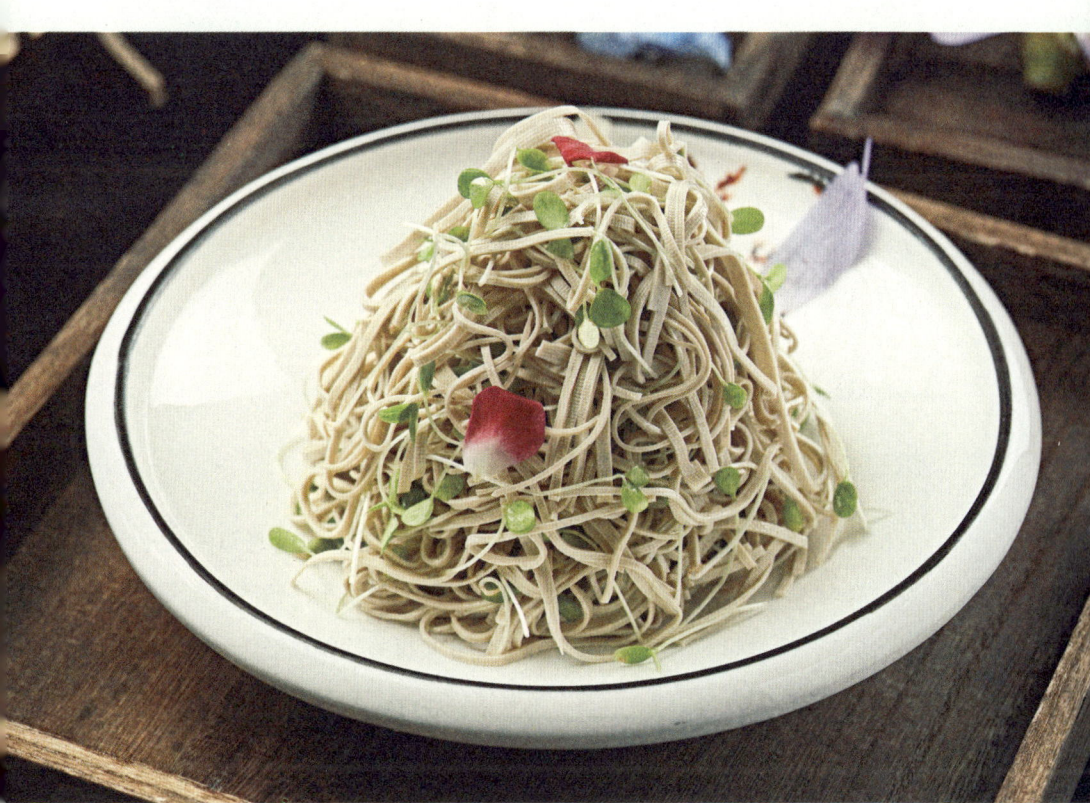

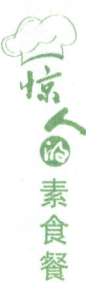

四季豆——福豆

四季豆在明朝传入中国,北方也称其为菜豆。具有清热解暑、利水消肿、降低血糖等多种功效。其原产于中南美洲,16世纪由西班牙人传入中国,目前广泛分布于中国云南、广东、广西、福建等地。

四季豆的种植历史可以追溯到公元前7000—5500年的印费尔尼罗文化阶段,当时墨西哥东部的印第安人先民就开始驯化和种植四季豆。

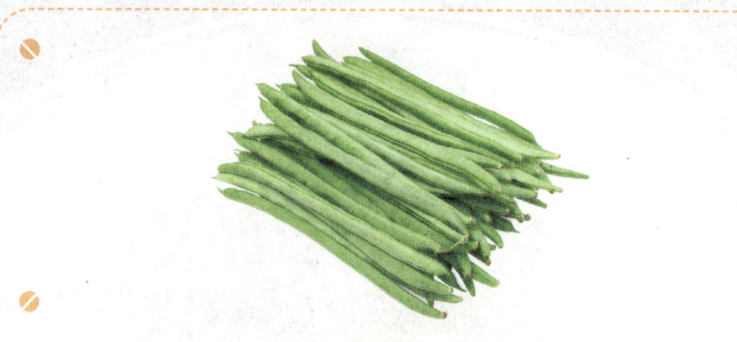

营养成分

蛋白质、纤维素、维生素C、维生素A、钾、铁、镁等。

功效

四季豆中的皂苷和植物纤维有助于降低血液中的胆固醇水平,预防心血管疾病。其中含有的植物纤维能够促进肠道蠕动,缓解便秘问题。含有的维生素A可以保护眼睛健康,降低夜盲症发生的概率。

家常四季豆

原料： 四季豆、无皮花生米适量。

调料： 食用油、盐、蒜末、干辣椒段、蚝油、鸡精。

制作步骤：

四季豆洗净，起锅烧水，焯水断生，捞出沥干水分。起锅热油，小火炒香蒜末、干辣椒段，加入四季豆、盐、蚝油、鸡精大火炒至出香味即可出锅装盘，撒上花生米粒即可食用。

豆品类

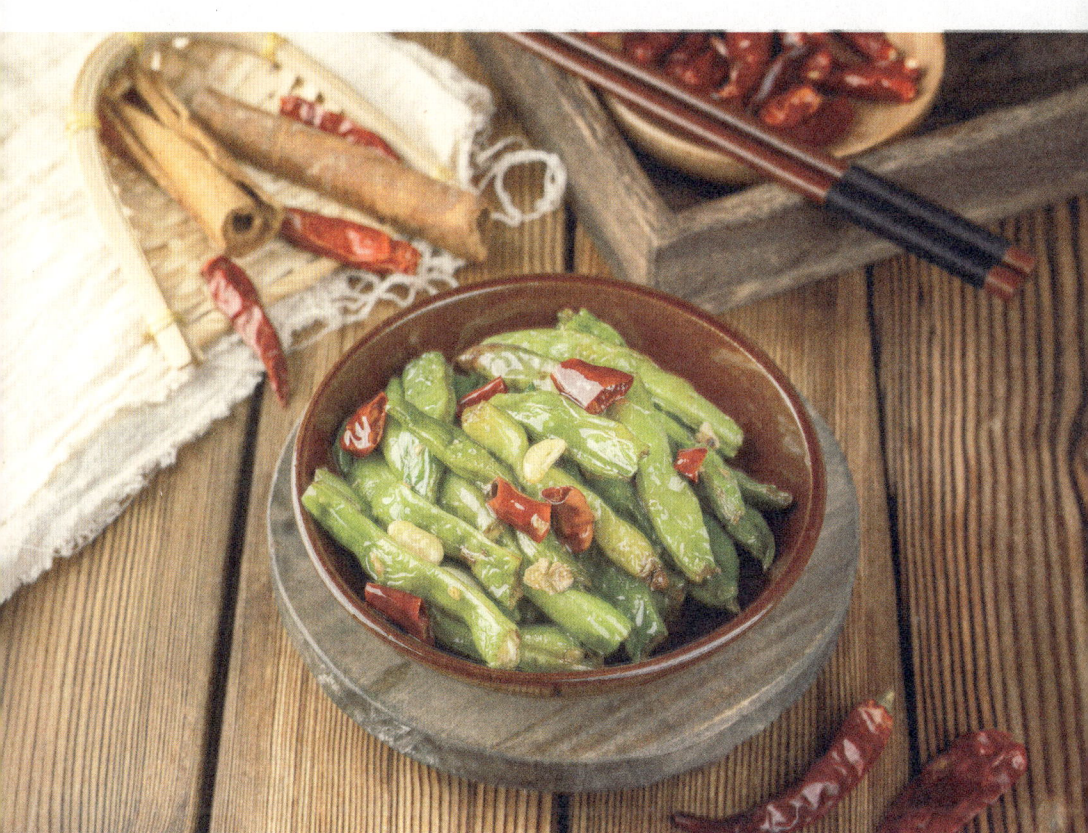

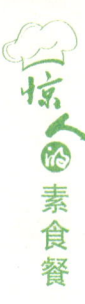

豇豆——能量菜

关于豇豆的名称来源，明代的李时珍在《本草纲目》中解释说，"此豆红色，荚必双生"，因此得名"豇豆"。豇豆原产印度和缅甸，汉代时传入中国，《本草纲目》记载："理中益气，补肾健胃，和五脏，调营卫，生精髓。止消渴，吐逆泄赤，小便数，解鼠莽毒。"豇豆含有易为人体吸收的优质蛋白质，具有平衡胆碱酯酶活性、助消化、增进食欲的功效，可抑制病毒，提高机体免疫力。

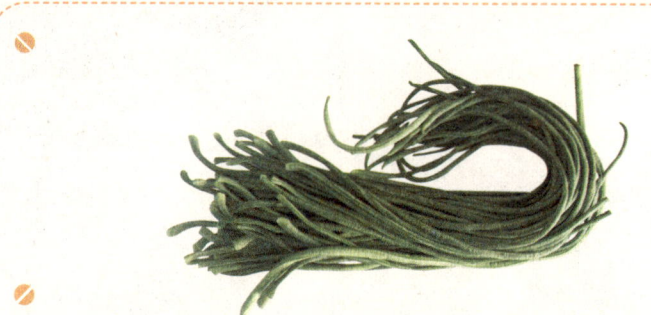

营养成分

膳食纤维、不饱和脂肪酸、维生素B、维生素C、微量元素、蛋白质、胡萝卜素等。

功效

豇豆富含维生素C，有助于增强免疫系统和抗氧化。其中富含的膳食纤维有利于消化并减少便秘的发生。还含有碳水化合物，可以提供身体所需的能量。富含的蛋白质，有助于肌肉的健康和修复。

彩椒豇豆炒海鲜菇

原料： 彩椒、豇豆、海鲜菇。

调料： 食用油、蒜片、盐、蚝油、鸡精。

制作步骤：

将彩椒洗净，去蒂、去籽，切成条，豇豆洗净，去头尾切小段，海鲜菇洗净沥干水分，切两段。

起锅烧开水，加盐、几滴油，放豇豆段焯水约1～2分钟，捞出后立即用冷水冲洗并沥干水分。

再起锅热油，加蒜片小火煸炒出香味，加海鲜菇，大火快速翻炒至海鲜菇变软出水，加豇豆继续翻炒均匀，加彩椒条、盐、蚝油、鸡精快速翻炒，炒至所有食材熟透入味后即可关火出锅装盘。

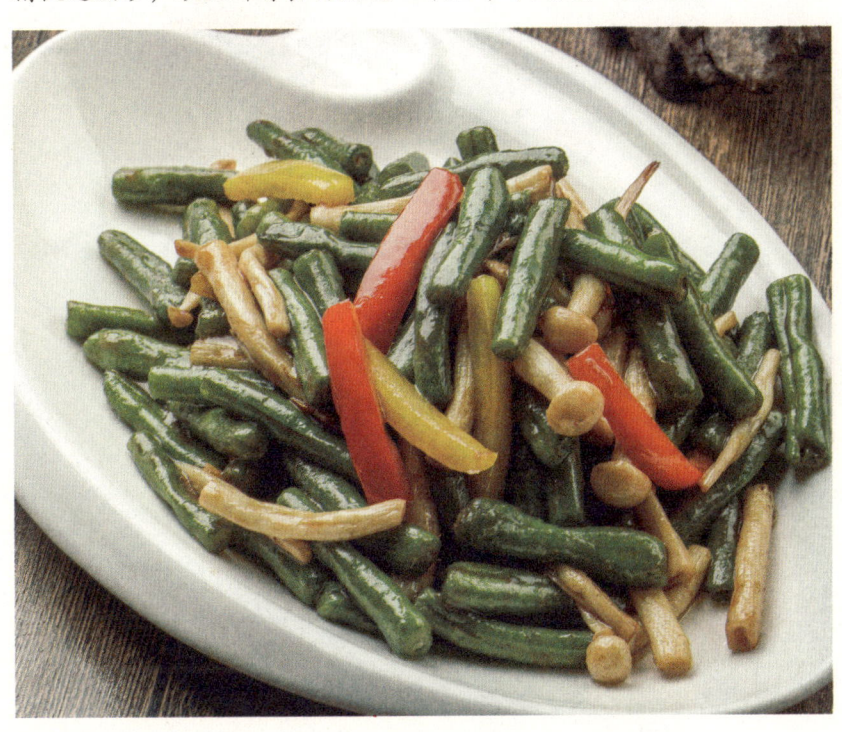

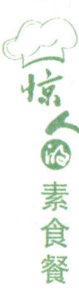

豇豆素炒茄条

原料： 豇豆、茄子。

调料： 食用油、生抽、蚝油、干红辣椒段、葱花、蒜末、味精。

制作步骤：

豇豆洗净切成段，起锅烧水，豇豆入沸水，加盐、几滴油，焯一下至断生后捞出沥干水分，茄子洗净，去蒂、去皮，切成长条备用。

起锅热油，加葱花、蒜末、干红辣椒段炒香，加入茄子、豇豆翻炒，加生抽、蚝油、味精，熟透后即可出锅。

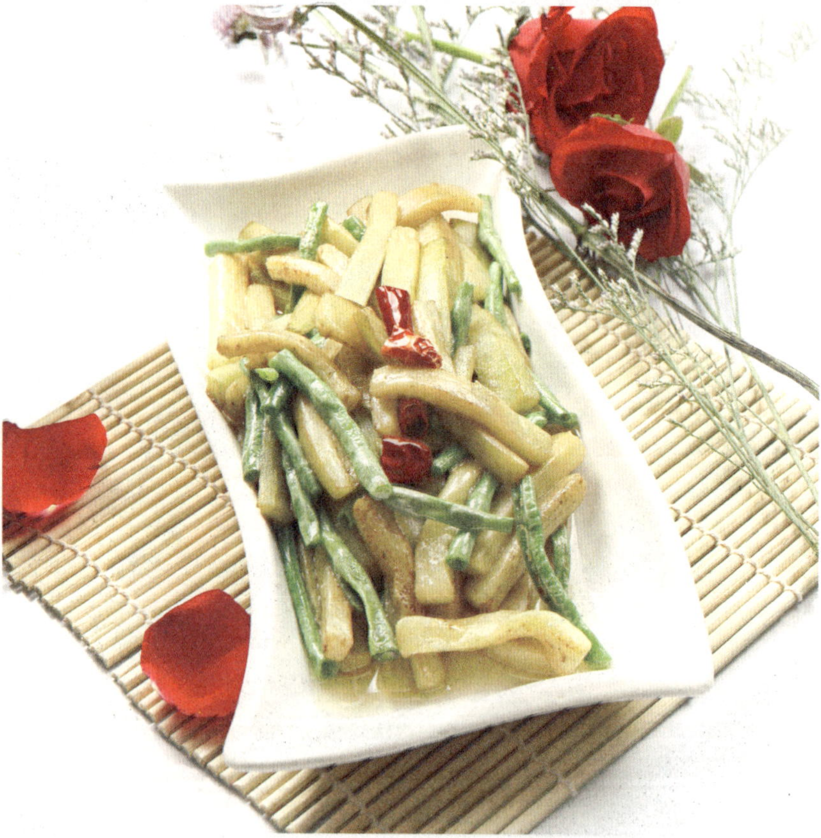

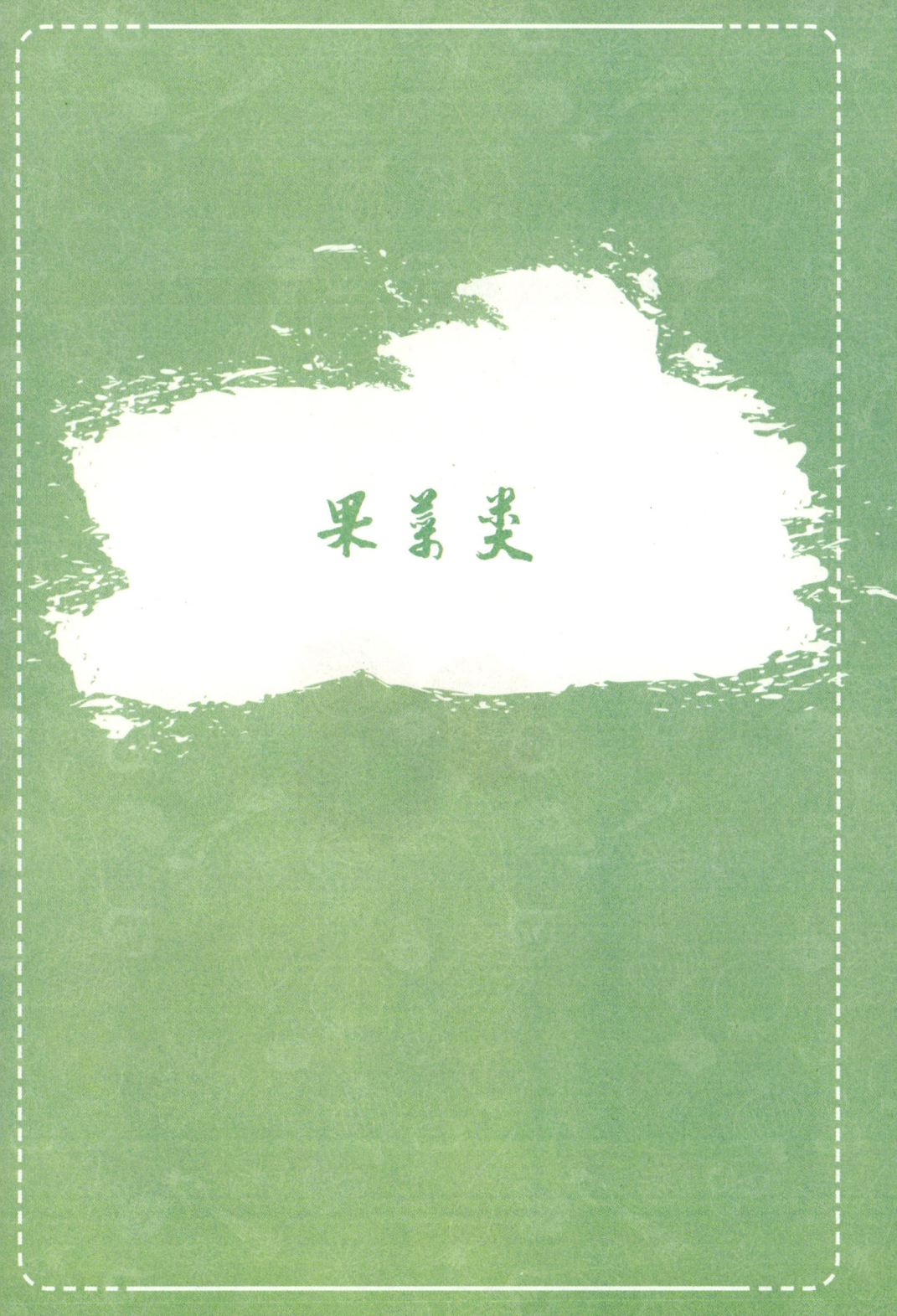
果蔬类

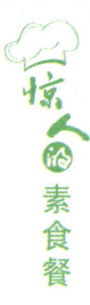

西红柿——长寿果

西红柿也称为番茄、圣女果等,原产地最早是南美洲的野生浆果,人们认为其颜色鲜艳具有剧毒,视它为"狐狸的果实"。西红柿含有丰富的胡萝卜素、维生素C和B族维生素。

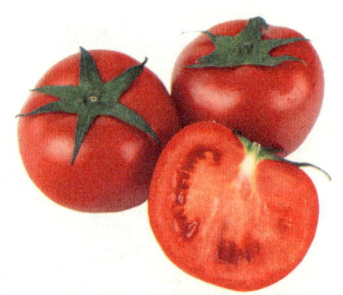

营养成分

苹果酸、柠檬酸、西红柿红素、维生素A、维生素B、维生素C、钾、纤维素等。

功效

西红柿富含维生素C,能促进免疫系统功能,含有的维生素A能维持视力和皮肤健康,含有的钾有助于调节血压,还含有纤维素,能促进肠道健康。西红柿中的番茄红素是一种很强的抗氧化剂,可以帮助清除体内的自由基,预防癌症、心脏病等慢性疾病的发生。

新鲜蔬菜沙拉

原料： 生菜、紫甘蓝、黄瓜、圣女果、洋葱、包菜叶。

调料： 酱油、黑胡椒粉、醋、沙拉酱。

制作步骤：

将生菜、紫甘蓝、黄瓜、圣女果、洋葱、包菜叶洗净，生菜切段，紫甘蓝切丝，黄瓜切块，圣女果对半切开，洋葱切丝，一并放入一个大盘中。

将酱油、黑胡椒粉、醋、沙拉酱搅拌均匀，淋在蔬菜上即可。

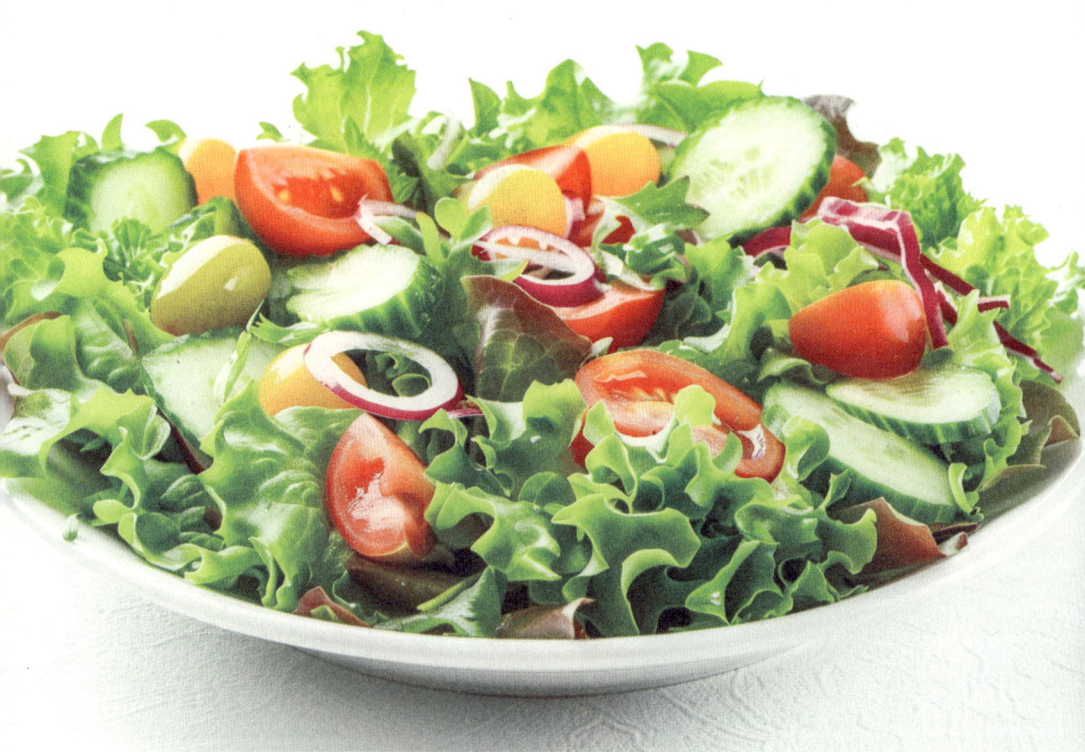

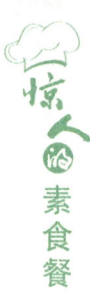

黄瓜——厨房中的美容剂

　　黄瓜的原产地是印度北部地区，其历史可以追溯到西汉时期，当时张骞出使西域时将黄瓜引入中原，最初被称为"胡瓜"。后赵王朝的建立者石勒，为了避讳一概严禁出现"胡"字，"胡瓜"更名为"黄瓜"。黄瓜不仅润肤、祛斑抗皱，还具有多种保健功效，因此被誉为"厨房中的美容剂"。《本草拾遗》中提到，黄瓜中含有的维生素C具有提高人体免疫功能的作用，可达到抗肿瘤的目的，还可治疗慢性肝炎。

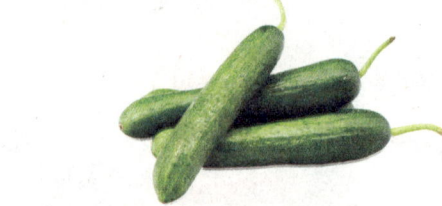

营养成分

　　维生素C、维生素B_1、维生素K、胡萝卜素、钙、铁、磷等。

功效

　　黄瓜中含有丰富的维生素C和维生素K，有助于促进免疫系统和血液凝固。其中富含钾、镁和硅，有助于保持水平衡、骨骼健康和皮肤弹性。还含有多酚类化合物和类胡萝卜素等抗氧化剂，可以帮助防止自由基损伤，从而保护心脏、眼睛和其他器官。

醋拌黄瓜段

原料： 黄瓜、香菜。

调料： 干红辣椒段、盐、醋、酱油、蒜末、香油、白糖。

制作步骤：

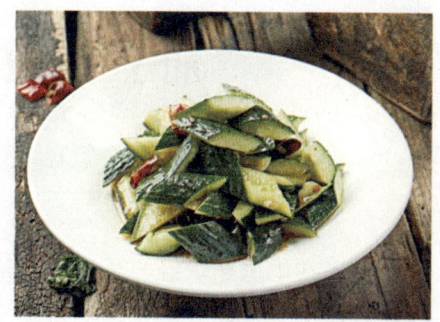

起锅热油，将干红辣椒段炸香，出锅备用。香菜洗净切碎，黄瓜洗净切菱形块或条状，放入盘中，加盐、醋、酱油、蒜末、炸好的干红辣椒段、香油、白糖，搅拌均匀即可。

凉拌黄瓜胡萝卜

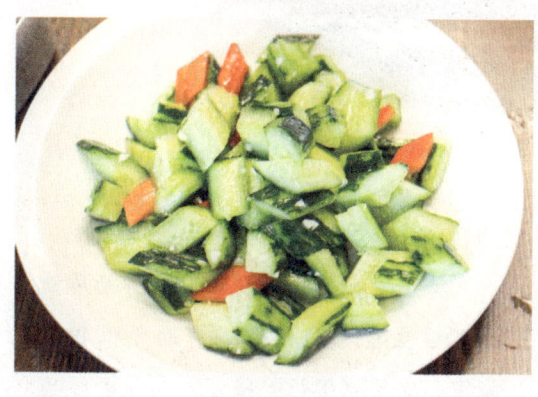

原料： 黄瓜、胡萝卜、香菜。

调料： 生抽、醋、花椒油、蒜末、辣椒酱、香油。

制作步骤：

香菜洗净切小段，黄瓜、胡萝卜清洗干净，将黄瓜、胡萝卜切成小块，放入一个盘中，加入生抽、醋、花椒油、蒜末、辣椒酱、香油，搅拌均匀即可。

茄子——昆仑紫瓜

茄子在中国药学经典《神农本草经》中记载用于药用。隋代时期称为"昆仑紫瓜",唐代末期称为"落苏",直到唐代之后才统一称为"茄子"。

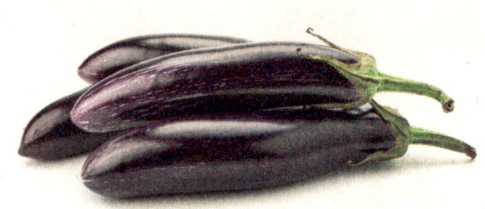

营养成分

蛋白质、脂肪、碳水化合物、维生素、钙、磷、铁等。

功效

茄子中含有维生素P,这种物质能防止维生素C被破坏,有助于保护和加强毛细管壁弹性,降低毛细血管脆性和渗透性,防止血管破裂,保护心血管正常的功能。还含有丰富的龙葵碱、水苏碱等多种生物碱,具有调节血脂的作用,可以辅助降低血脂。

家常美味烧茄子

原料： 茄子、西红柿、青椒。

调料： 甜面酱、白糖、盐、蚝油、鸡精、水淀粉、葱、姜、蒜、香菜段。

制作步骤：

西红柿洗净切片，青椒洗净切片备用。将茄子去蒂去皮洗净切块，起锅中放少量油，将茄子煎至两面微黄，加入甜面酱、白糖、盐、蚝油、鸡精、水淀粉、葱花、姜末、蒜末，小火慢炖至汤汁浓稠，最后加西红柿片、青椒片，翻炒一下即可出锅。

果菜类

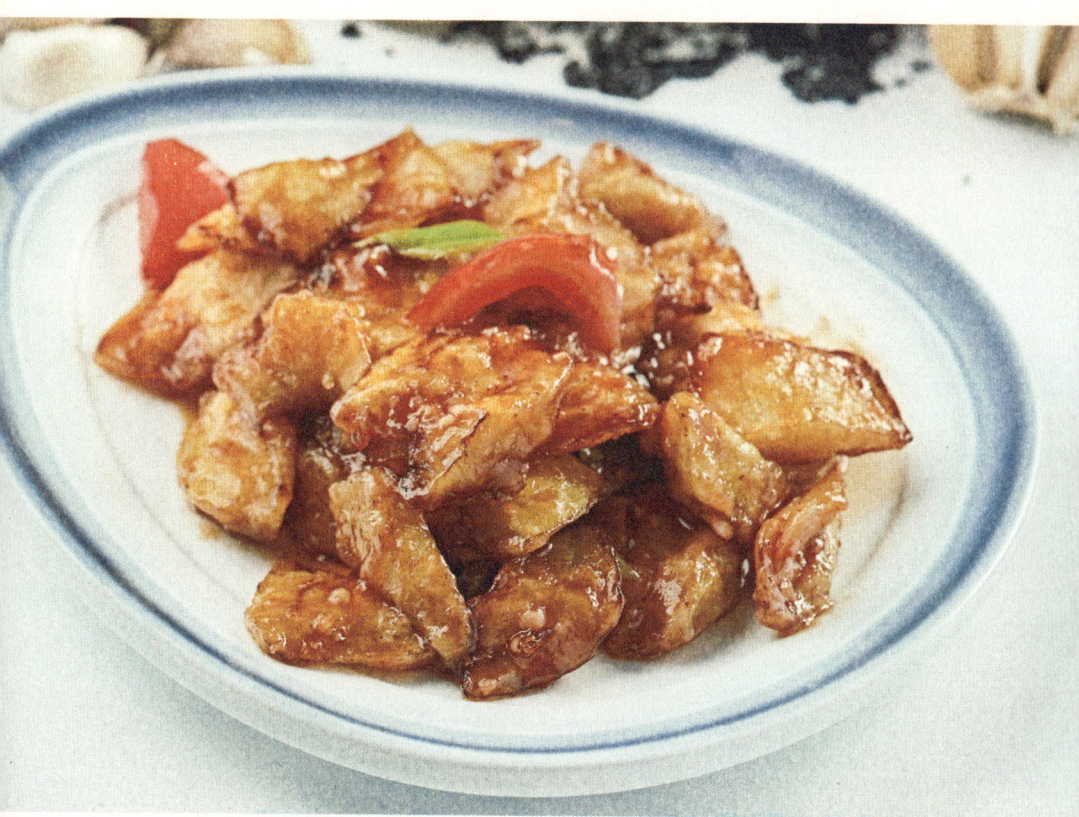

丝瓜——养颜第一瓜

丝瓜起源于印度，随后通过丝绸之路传入中国，并在古代被广泛应用于医药、美容等领域。丝瓜的种子、瓜叶、瓜花、瓜藤、瓜根、瓜络、茎、茎叶中的汁液、根皆可入药。在古代文学作品中，丝瓜也常被用作比喻和象征，寓意着稳健、务实、和谐与美好。

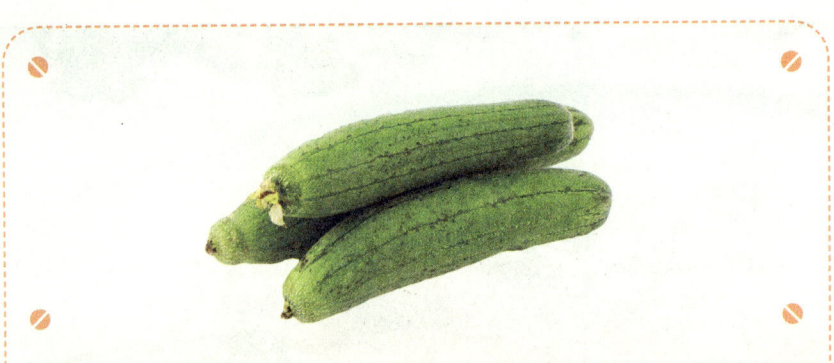

营养成分

蛋白质、纤维素，以及钙、磷、铁、氨基酸、维生素等。

功效

丝瓜中含有多种氨基酸和植物蛋白质，能够减轻肝脏负担，促进肝脏细胞再生。其中含有大量的维生素C和天然抗氧化剂，能够减少自由基对身体的损伤，延缓衰老。还含有丰富的膳食纤维，可以刺激肠道蠕动，预防便秘。

丝瓜炒蛋

原料： 丝瓜、鸡蛋、胡萝卜。

调料： 食用油、盐、蒜末、蚝油、鸡精。

制作步骤：

胡萝卜洗净切菱形片，丝瓜洗净去皮，切滚刀块，加盐腌10分钟，鸡蛋打成蛋液，腌过的丝瓜用水冲洗一下，沥干水。

起锅热油，放蛋液炒至成型盛出，锅中再加油，蒜末爆香，放入丝瓜、胡萝卜翻炒，炒至变软，加入炒过的鸡蛋、盐、蚝油，翻炒出锅即可。

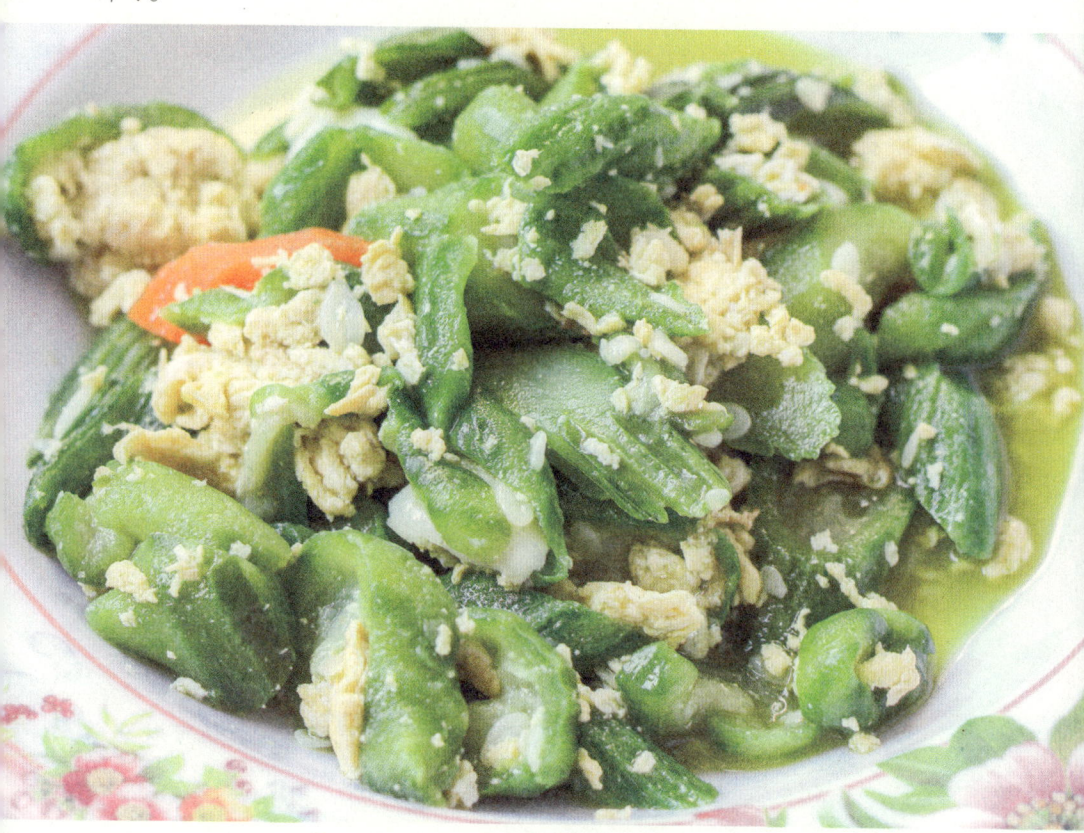

苦瓜——君子菜

《随息居饮食谱》载苦瓜清则苦寒，明目清心，苦瓜汁有良好的降血糖作用，利于肠道，但脾胃虚弱的不宜多食，中国自古以来有"良药苦口"的名言，则是味苦之良蔬也。有庭院居民往往自发搭架种植，笑称"苦中作乐"。

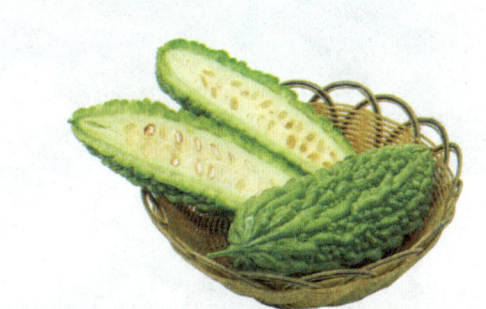

营养成分

丙氨酸、瓜氨酸、亚麻酸、亚油酸、维生素B、维生素C、钙、铁等。

功效

苦瓜含有丰富的维生素B_1、维生素C及矿物质，有预防坏血病、保护细胞膜、防止动脉粥样硬化、提高机体应激能力、保护心脏等作用，对青春痘有益处。苦瓜中含有较多的脂蛋白，能促进人体免疫系统抵抗癌细胞，还可以增强人体免疫功能。

炝炒苦瓜

原料： 苦瓜、红椒。

调料： 食用油、盐、蒜末、生抽、鸡精。

制作步骤：

将苦瓜洗净后切成小片，红椒洗净切成菱形片。

起锅烧热后放油，炒香蒜末，放入苦瓜片快速翻炒均匀，炒至苦瓜九分熟时加红椒，调入盐、生抽、鸡精，大火翻炒几下即可出锅。

果菜类

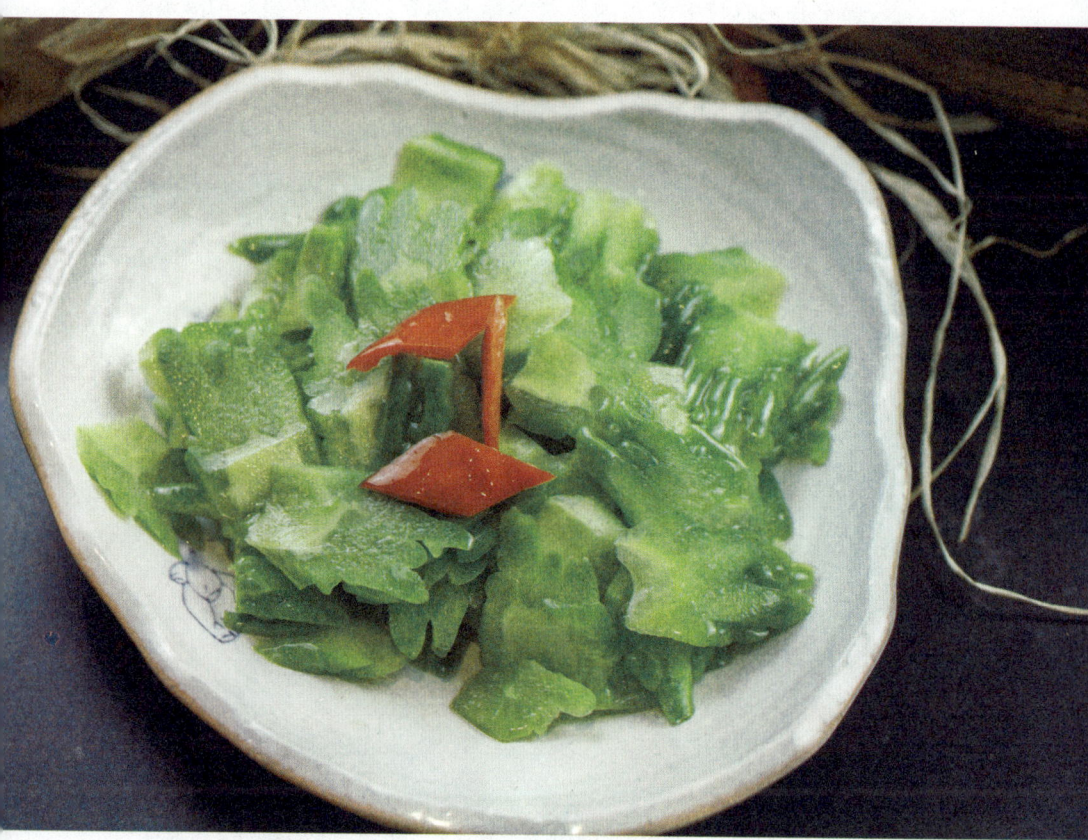

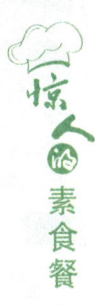

苦瓜炒蛋

原料： 苦瓜、鸡蛋。

调料： 食用油、盐、白糖、胡椒粉、白醋、蒜末。

制作步骤：

将苦瓜对半切开，用勺子挖去中间的白瓤和籽，切成薄片。加入少许盐和白糖腌制10分钟，然后用清水冲洗几遍，挤干水分备用。

将鸡蛋打入碗中，加入盐、胡椒粉和白醋，搅拌均匀备用。

锅中倒入适量油，倒入鸡蛋液，快速翻炒至凝固，盛出备用。

锅中再倒入适量食用油，放入蒜末爆香。放入处理好的苦瓜，大火翻炒1~2分钟，加入炒好的鸡蛋，继续翻炒均匀，根据口味加入适量盐调味后即可出锅。

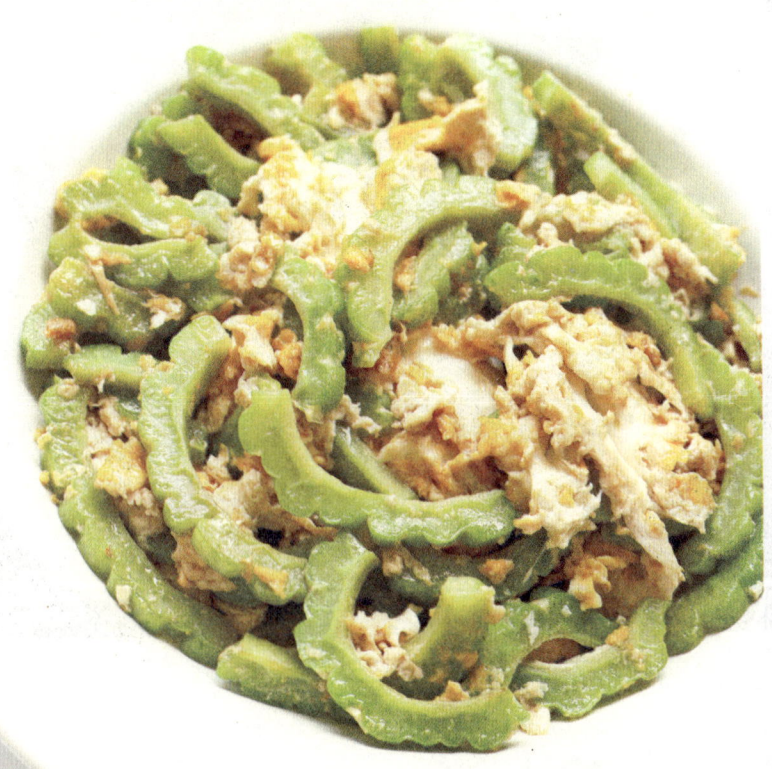

根茎类

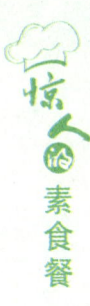

土豆——地下人参

土豆的历史可追溯到公元前 8000—5000 年的秘鲁南部地区。1536 年，西班牙远征军将土豆作为"战利品"带回了欧洲，最初，欧洲各国的王室将土豆种植在花园里，只是欣赏其枝叶和花朵，对其食用价值一无所知。直到 18 世纪中期土豆才开始被大量种植和食用。在中国，土豆大约在明朝末年传入。

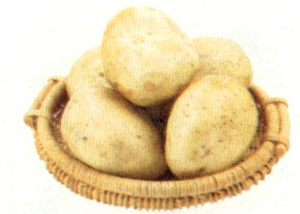

营养成分

钾、磷、镁、蛋白质、B 族维生素、维生素 C 等。

功效

土豆中含有丰富的膳食纤维，能促进人体的胃肠蠕动，缓解便秘。其中含有维生素 C，具有抗氧化作用，有助于抵御自由基和病原体的侵袭，从而增强人体的免疫力。维生素 C 还能促进胶原生成，有助于加强皮肤弹性，减少细纹和皱纹。还含有钾，能够降低血压，减少患心血管疾病的风险。

炝炒酸辣土豆丝

原料： 土豆、青椒。

调料： 食用油、花椒、干红辣椒、盐、蚝油、醋、鸡精。

制作步骤：

土豆洗净去皮后切成丝，用清水洗几遍以洗掉淀粉，干红辣椒切段，青椒切丝。

起锅烧热油，放入花椒煸炒出香味后捞出，加入干红辣椒、青椒丝炝炒出香味，再加入土豆丝中大火翻炒，土豆丝稍软后加入蚝油，淋上一圈醋继续翻炒，加入鸡精和盐翻炒均匀后即可关火盛出。

根茎类

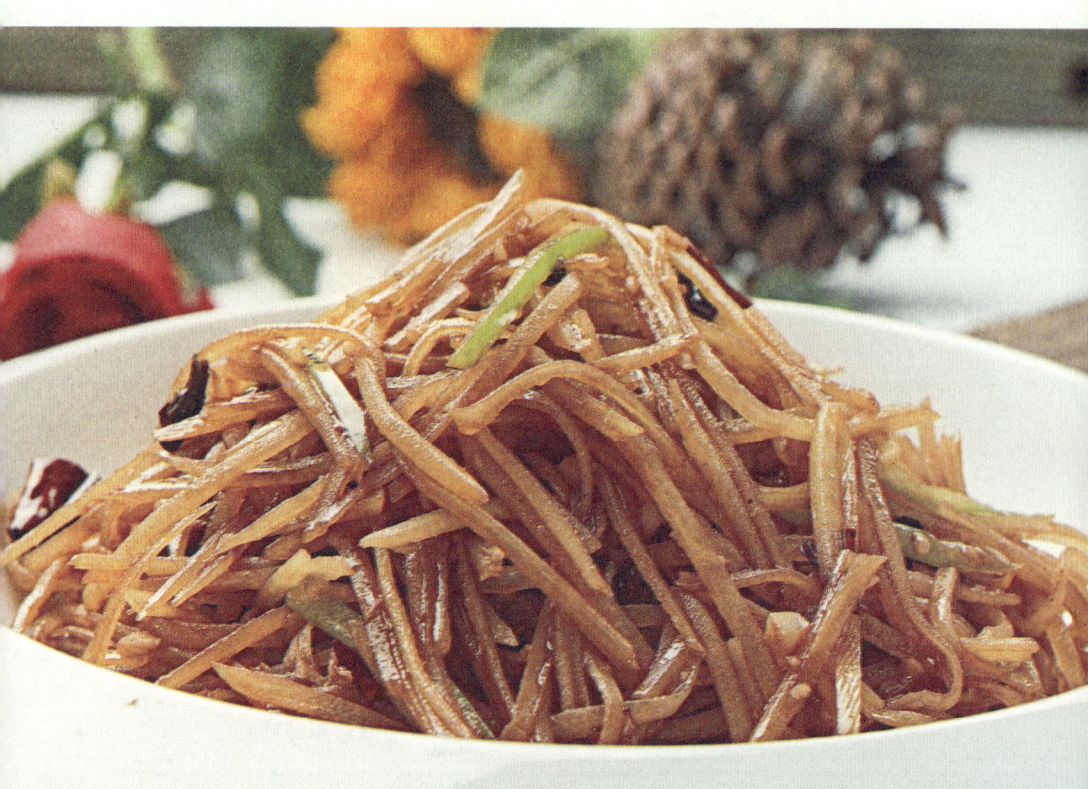

红薯——平安菜

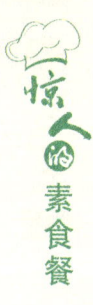

红薯（番薯）原产于南美洲及大、小安的列斯群岛，别名白薯、甘薯、地瓜、红苕等。

红薯大约在 16 世纪末传入中国，最早的记载可以追溯到明朝末年，陈振龙从菲律宾将红薯引入中国，并在福建等地广泛种植。

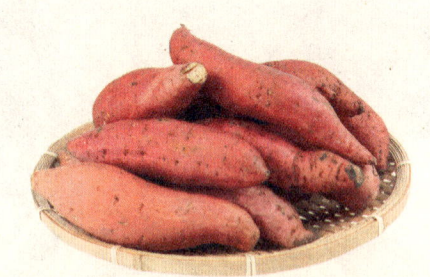

营养成分

膳食纤维、维生素A、维生素B_6、维生素C、叶酸、钾等。

功效

红薯含有低聚糖和纤维素，能够缓慢释放葡萄糖，帮助稳定血糖水平，同时还能刺激胰岛素的分泌。其中富含膳食纤维，可促进肠道蠕动，改善便秘症状。还含丰富的β-胡萝卜素和维生素A，能够保护眼睛，预防黄斑病变和夜盲症等眼部疾病。

烤红薯

原料： 红薯。

调料： 欧芹碎。

制作步骤：

红薯洗净去掉两端的蒂部，将烤箱预热至220°C，将红薯放在烤盘上，放入预热好的烤箱中层，烤约50分钟，中途可翻面以确保均匀受热。

用筷子或叉子轻轻插入红薯，能轻松插入说明已熟透即可食用，可以撒上点欧芹碎以增加香味。

吃烤红薯时，避免烫伤。

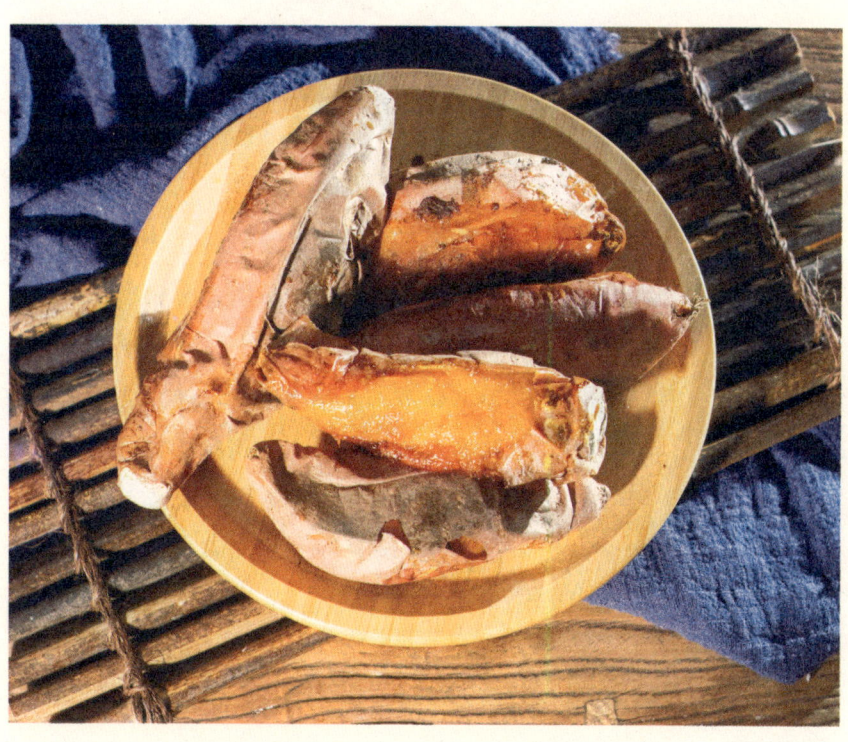

莲藕——水中之宝

莲藕的种植历史可以追溯到先秦时代，在南北朝时期就已经普遍种植，后传播到了印度、尼泊尔、泰国等国家。生藕性寒，能生津凉血；熟藕性温，能补脾益血。

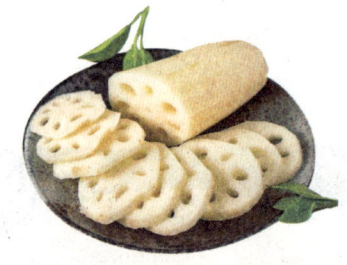

营养成分

维生素K、膳食纤维等。

功效

莲藕中含有大量的膳食纤维，能够促进肠胃蠕动，增强消化功能，防止便秘、痔疮等疾病，其中含有多种维生素和矿物质，如维生素C、钾、镁等能够提高人体的免疫力，预防感冒、流感等疾病。莲藕中含有天门冬氨酸，能够降低血压，有助于预防高血压等疾病。其中富含维生素K，具有止血的作用，对于吐血、衄血、尿血、便血的人群以及产妇较为有益。

凉拌红油藕片

原料： 莲藕。

调料： 食用油、蒜末、姜末、香菜、花椒、油辣子、白芝麻、白醋、生抽、陈醋、糖、盐、香油。

制作步骤：

将莲藕洗净切薄片，用水淘洗两遍去除表面的淀粉，起锅烧水，将藕片放入沸水中焯水，滴入几滴醋防黑，捞出后用冷水过凉，以保持莲藕的脆嫩口感。

在碗中加入切好的蒜末、姜末、油辣子、白芝麻、白胡椒粉，起锅烧热油，将花椒在锅中炸香后，将热油倒入调料碗中。接着加入白醋、生抽、陈醋、糖、盐和香油搅拌均匀。

将藕片与调好的调料、香菜搅拌均匀即可食用。

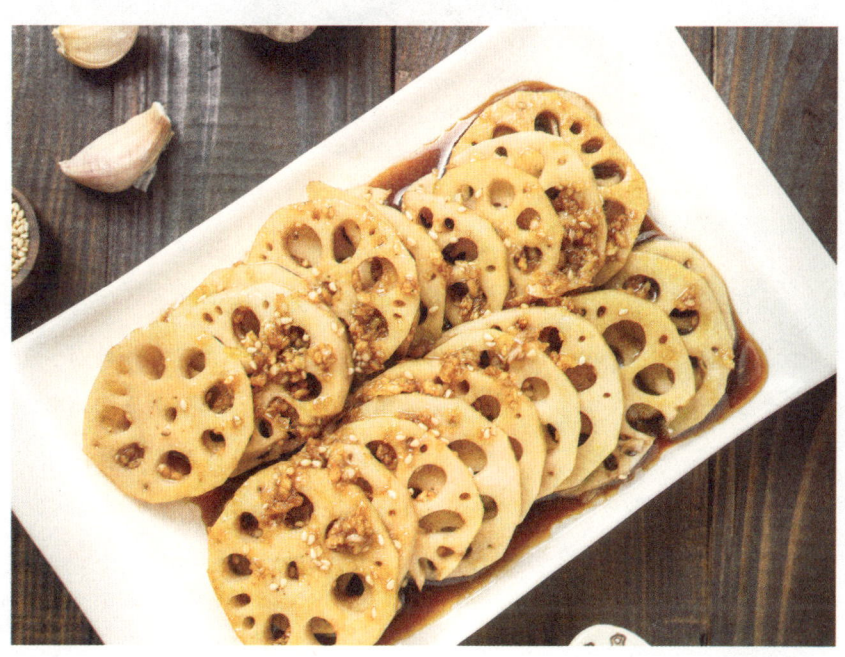

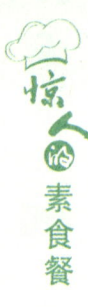

山药——神仙之食

山药最初被称为薯蓣,在《山海经》中被称为"葫葛",薯蓣在《神农本草经》中被列为上品,而在民间,山药有着"神仙之食"的美誉,被视为延年益寿的佳品,具有健脾益胃、滋肾益精、润肺止咳等多种功效。

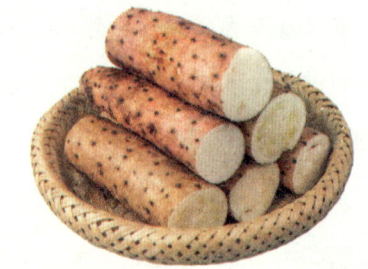

营养成分

蛋白质、维生素、氨基酸、皂苷等。

功效

山药中含有大量植物蛋白,还含有丰富的淀粉酶,有助于缓解身体疲劳,其中还含有人体所需的微量元素和维生素,作为药膳食用,能够补充身体所需营养,维持身体正常活动。

蓝莓山药

原料： 山药、蓝莓、牛奶。

调料： 盐、白糖、炼乳、蜂蜜。

制作步骤：

戴手套将铁棍山药洗净去皮后切段，起锅烧水，放入蒸笼中大火蒸15~20分钟，直到用筷子戳透，山药蒸熟后，取出冷却，用小勺将熟山药压成细腻的泥状。

将蓝莓洗净，加入适量白糖和20毫升清水，小火熬煮至蓝莓变软烂，糖完全融化，再继续翻炒至黏稠，倒出冷却即可。

在山药泥中加入适量的炼乳、白糖、盐和牛奶搅拌均匀，整理一个自己喜欢的形状，将冷却后的蓝莓酱均匀地淋在成型的山药上即可。添加薄荷叶、水果、果仁或枸杞也可以。

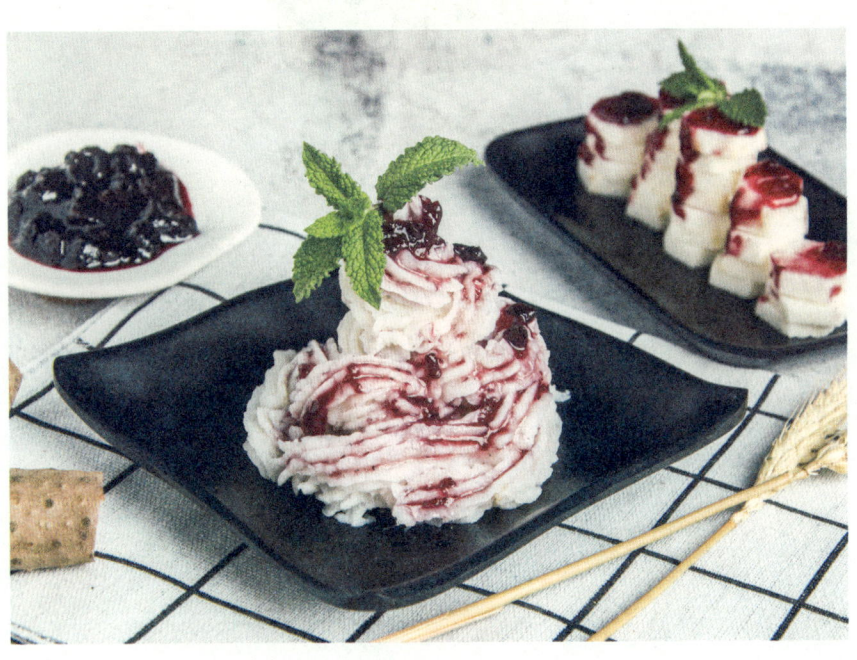

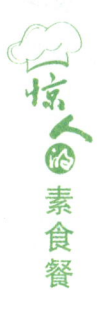

花生——长生果

花生又名落花生,历史上叫长生果、地豆、落花参、落地松、成寿果、番豆、无花果、地果、唐人豆。花生滋养补益,有助于延年益寿,所以民间又称"长生果",并且和黄豆一样被誉为"植物肉""素中之荤"。

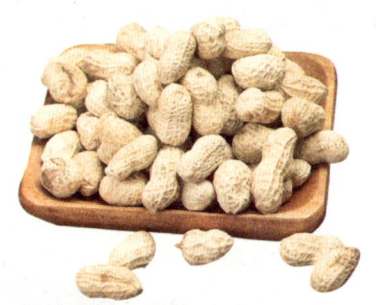

营养成分

蛋白质、不饱和脂肪酸、B族维生素、矿物质、膳食纤维、钙、锌、铁、钾、儿茶素等。

功效

花生中含有丰富的不饱和脂肪酸、油酸和亚油酸,能够降低血胆固醇水平,保护心脏和血管的健康。其中含有丰富的维生素B_1、维生素B_3和维生素B_6,对于维持神经系统的正常功能起到一定的作用。还含有丰富的不溶性膳食纤维,能够减缓碳水化合物的消化和吸收,从而降低血糖水平,预防糖尿病。

油炸花生米

原料： 花生、干红辣椒段。

调料： 盐、白酒。

制作步骤：

用清水冲洗花生米，沥干水分备用。

起锅烧热油，加入干红辣椒段爆香，将花生粒倒入锅中开中小火，不停地翻动花生粒，使其均匀受热，听到"噼里啪啦"的声音时，表示花生开始受热，颜色会发生变化。声音静下来后，花生皮会局部变色，继续翻炒至外皮全部变色后，关火继续利用油温翻炒即可出锅，滴几滴白酒以增香味，加入盐调味。

油炸花生米虽然美味，但因为是油炸，建议适量食用，不可过量。

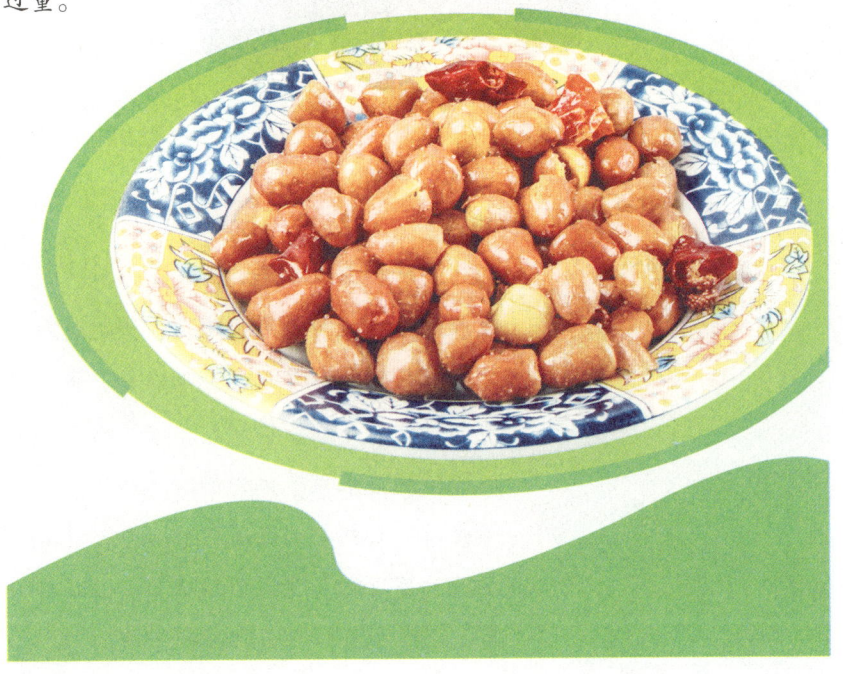

根茎类

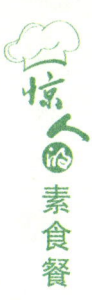

马蹄——地下果

马蹄的来源和历史主要与它的别名"荸荠"有关，在古代被称为"凫茈"，因为凫鸟喜食而得名。马蹄原产于印度，2000多年前传入中国，荸荠的别名"马蹄"可能是由于其外形与马蹄相似而得名，特别是在广东等地，人们习惯将荸荠称为"马蹄"。

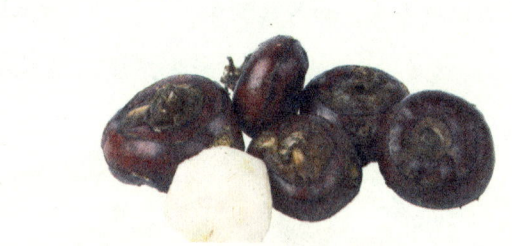

营养成分

磷、钙、粗纤维、维生素C、钾等。

功效

马蹄中含有磷和钙，是骨骼和牙齿生长的一个主要成分，磷还能够促进人体生长发育，参与体内脂肪、糖、蛋白质的代谢，并且能够通过尿液排出适当的酸碱物质来调节体内的酸碱平衡。马蹄含有一种叫"荸荠英"的成分，具有抗菌作用，对金黄色葡萄球菌、大肠杆菌、绿脓杆菌等有一定的抑制作用。

枸杞西米露酿马蹄

原料： 马蹄（荸荠）、枸杞、西米、玉米粒。

调料： 冰糖、椰浆。

制作步骤：

马蹄去皮后切厚一点的片状，枸杞清水浸泡10分钟，洗净并沥干水分备用。在锅中将西米煮熟，大火煮沸后改小火。在整个煮制过程中，要用勺子不停地搅拌，以防止西米黏在锅底或相互黏连。煮约8～10分钟，直到西米膨胀2倍变成透明色，然后关火。

将椰浆和清水混合倒入锅中，加入玉米粒、马蹄丁、枸杞，大火煮沸后改小火煮8分钟。加入冰糖，搅拌至冰糖融化即可关火。

将煮好的西米用网筛滤出，并立即倒入凉水中备用。最后，将西米和椰浆混合物混合，加入适量的冰糖，搅拌均匀后即可享用。

这个食谱结合了西米的Q弹、马蹄的清脆以及枸杞的滋补，是一道既营养又美味的甜品。

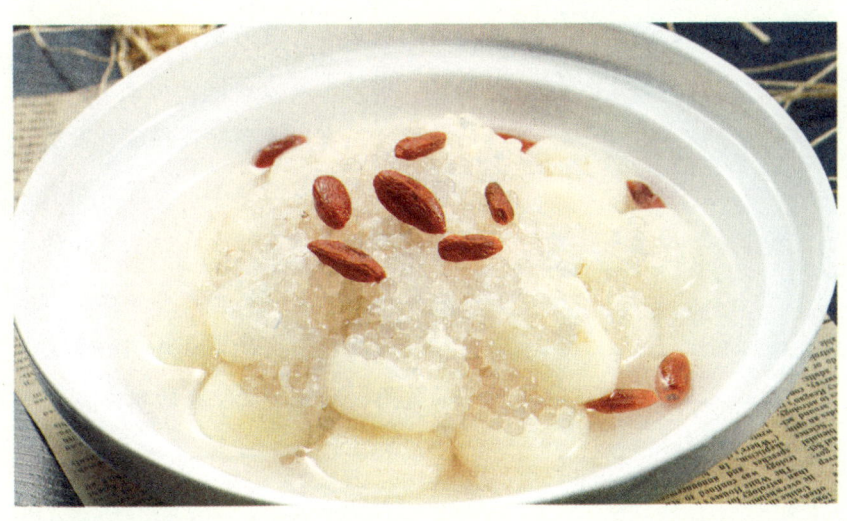

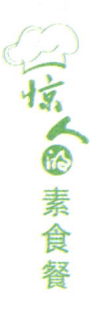

西蓝花——天赐良药

古代西方人曾把西蓝花称为"天赐的良药""穷人的医生"。《中华本草》记载了西蓝花的药用价值，称其入胃、肾经，具有清利湿热、散结止痛、益肾补虚的作用。

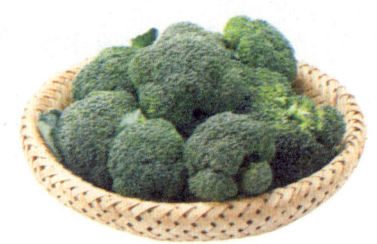

营养成分

蛋白质、矿物质、维生素C、胡萝卜素、钙、磷、铁、钾、锌、锰等。

功效

西蓝花含有大量的硒，具有抗癌、抗老化、增强免疫力、促进儿童生长发育的功能，还有助于预防高血压、心脏病。其中含有二硫酚硫酮，可降低形成黑色素的酶的活性及阻止皮肤色素斑的形成，对肌肤有美白效果。西蓝花含有多种吲哚衍生物，有降低人体内雌激素水平的作用，可预防乳腺癌的发生。

蒜蓉西蓝花

原料： 西蓝花。

调料： 食用油、盐、蚝油、鸡精、大蒜。

制作步骤：

将西蓝花掰成小朵，清洗干净。在锅中加入适量的水，滴入几滴油，加入少许盐，然后将西蓝花放入水中焯水，直到西蓝花变色后捞出，用冷水冲洗以保持其翠绿色和脆度。

大蒜去皮后切成蒜蓉，在锅中加入油，油热后放入蒜蓉煸炒，直到蒜蓉变得微黄并散发出香味。

将焯好水的西蓝花加入锅中，与蒜蓉、盐、鸡精一起翻炒均匀后即可出锅。

本菜色泽翠绿，口感鲜嫩，蒜香四溢，喜欢辣味可以加入辣椒或者辣椒粉增加风味。

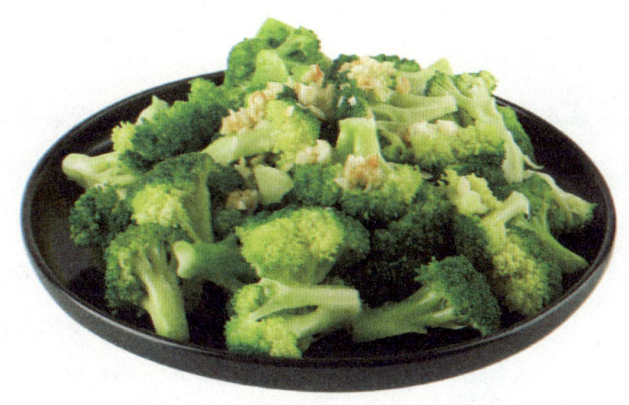

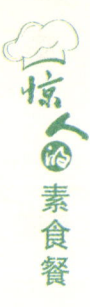

菜花——天赐良药

菜花原产地中海沿岸，是一种十字花科蔬菜，也被称为花菜或花椰菜，是由野生甘蓝演化而来，菜花的头部为白色花序，与西蓝花的头部类似，富含维生素B和维生素C，因此是一种营养丰富的蔬菜。

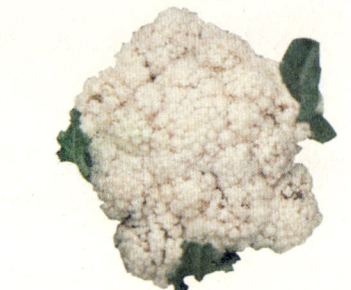

营养成分

维生素A、B族维生素、维生素C、维生素E、钙、铁、磷等。

功效

菜花富含维生素C，有助于增强免疫力，保持皮肤健康，并帮助身体吸收铁元素。还含有大量的维生素K，可以促进骨骼健康，防止骨质疏松症。菜花含有维生素A，可保护视力，而含有的B族维生素可以预防口腔溃疡、脚气病等。还含有钙、铁、磷等，对于贫血、骨质疏松等都有一定的预防作用。

小米椒白灼花椰菜

原料： 花椰菜、小米椒。

调料： 花生油、蒜、葱、干辣椒、花椒。

制作步骤：

将花椰菜切小朵，用淡盐水浸泡后，沥干水分，切碎小米椒、蒜末、葱丝。

锅中加水烧开，加入一勺食盐和花生油，倒入花椰菜焯水，断生后捞出，沥干水分装入盘中。

在焯好的花椰菜上撒上蒜末、碎小米椒、葱丝，锅中热油，加入花椒炸香，将热油浇在蒜末和辣椒上，加入生抽，翻拌均匀，使调料均匀覆盖花椰菜，即可食用。

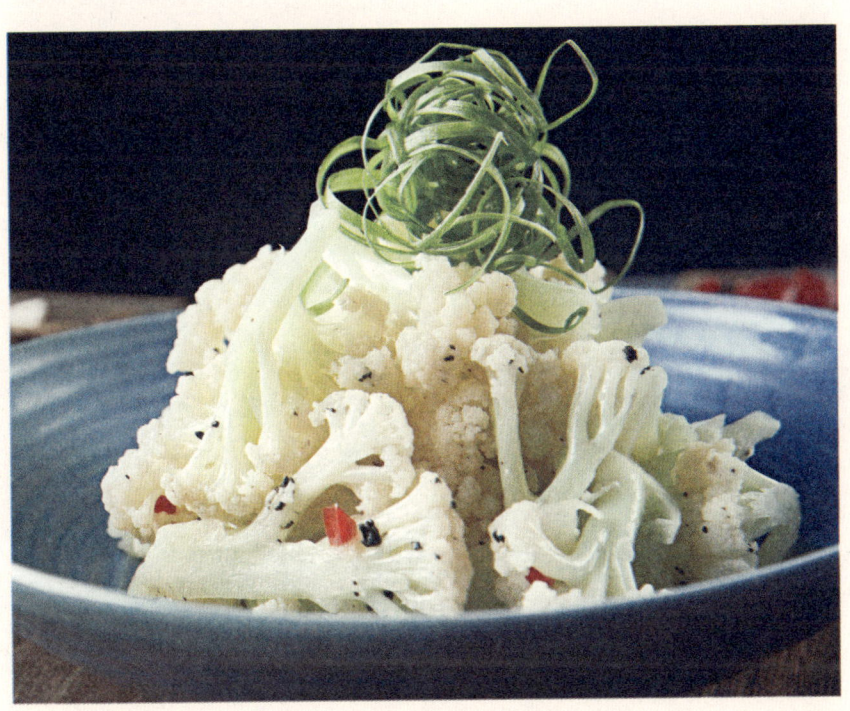

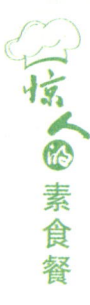

白萝卜——自然界的消化剂

白萝卜早在公元 827—836 年间，如皋定慧寺的僧侣就开始种植，并将它作为供品和馈赠品，那时称为"莱菔"，富含碳水化合物、维生素及磷、铁等无机盐。萝卜的各种功效在《本草纲目》和《新修本草》等古代医学文献中均有记载，具有消食化积、清热生津、止渴等功效。萝卜在民间被誉为"自然界的消化剂"。

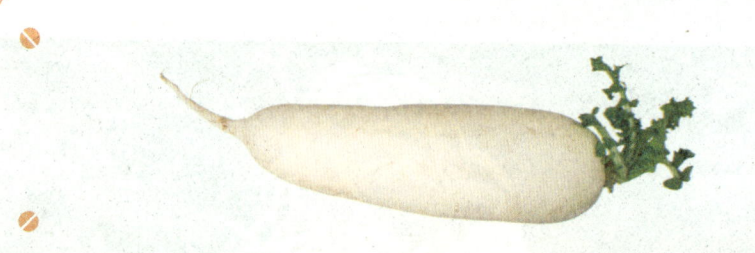

营养成分

粗纤维、芥子油、淀粉酶、木质素、维生素A、维生素C、锌等。

功效

白萝卜富含维生素C，具有抗氧化作用，可抵御自由基对身体细胞的损害，增强身体免疫力。还含有丰富的钾、镁、钙、锌，可以帮助提高骨密度、保持心血管健康、平衡体内电解质等。其中还含有大量的膳食纤维，可以帮助促进肠道蠕动，预防便秘。

酸辣萝卜泡菜

原料： 白萝卜、胡萝卜、干红辣椒段。

调料： 蒜末、盐、白糖、香醋。

制作步骤：

将白萝卜、胡萝卜洗净后切大一点的丁，放入碗中，加入1勺盐搅拌均匀，放置一段时间，去除萝卜中的水分，使其口感更加爽脆。将干红辣椒炸香备用。

倒出水分（或者用手攥干），然后将处理好的白萝卜、胡萝卜放入容器中，撒上炸好的干红辣椒段和蒜末，加入适量白糖、盐、香醋搅拌均匀，确保充分浸泡萝卜。

盖上盖子腌制一晚上，让萝卜充分吸收料汁的味道，经过一晚上的浸泡，萝卜的口感会变得更加酸甜鲜辣爽脆。

这道菜热量低，能有效控制体重，是非常健康的餐前开胃小菜，拌粥下饭都特别美味，是冬季润燥生津助消化的好选择。

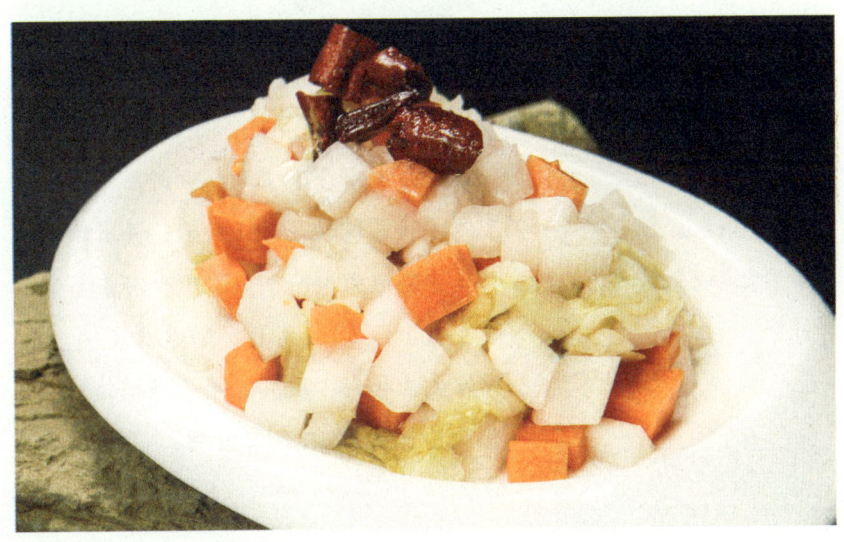

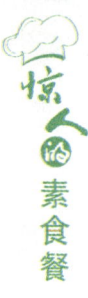

茭白——水中参

茭白学名菰,早在唐代以前,茭白是由菰感染菰黑粉菌后形成的,这种菌的分泌物刺激了菰的茎部膨大,形成了我们今天所食用的茭白。茭白被誉为"三好"之一("三好"即茭白、春芽、野鸭蛋),自古流传。并因其丰富的营养价值而被誉为"水中参"。

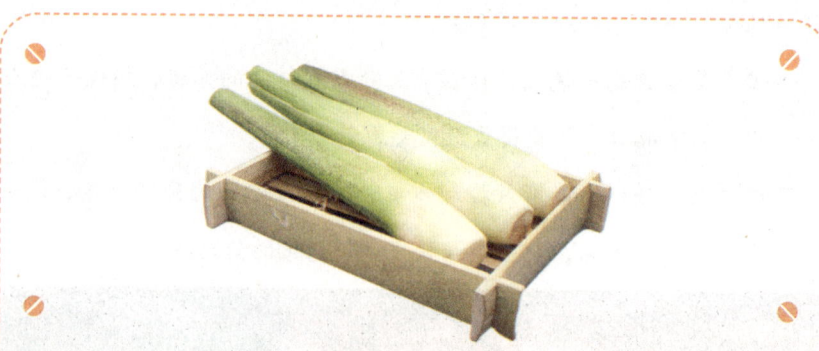

营养成分

蛋白质、维生素 B_1、维生素 B_2、维生素C、钙、铁、锌等。

功效

茭白中富含丰富的膳食纤维,有助于促进肠道蠕动,防止便秘,并有助于调节胃肠道菌群平衡。其中含有丰富的维生素 B_1、维生素 B_2、维生素C等多种维生素和钙、铁、锌等多种矿物质,有助于保护心脑血管健康,促进骨骼健康。

浇汁百香果酱茭白丝

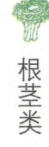
根茎类

原料： 茭白适量、百香果酱、黑芝麻、青柠檬片。

调料： 食用油、葱、盐。

制作步骤：

茭白洗净后切成细丝，将葱切碎，热锅中倒入食用油，油温上升后加入切好的茭白丝，不停翻炒至软。

在茭白丝中加入适量的盐翻炒均匀即可出锅装盘，将百香果酱均匀地浇在炒好的茭白丝上，最后撒上黑芝麻、青柠檬片即可。

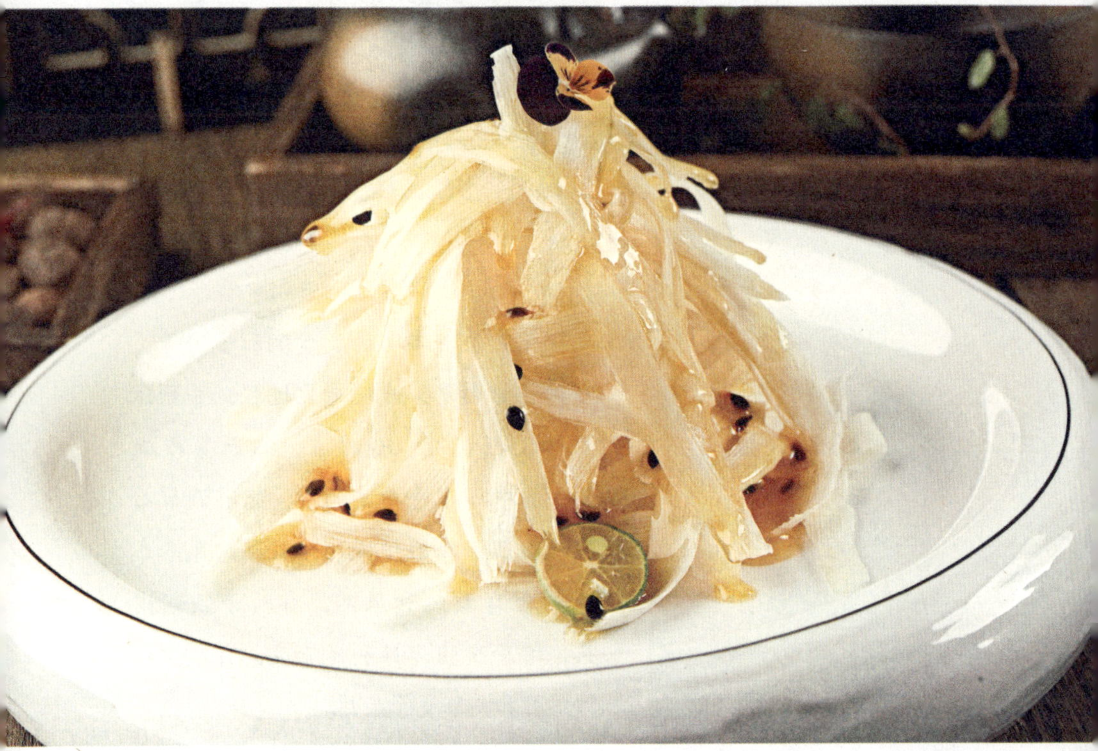

芦笋——洞庭虫草

芦笋别名"荻笋""南荻笋",沅江芦苇的幼茎也称为芦笋,营养丰富,滋味鲜美,有着"洞庭虫草"的美誉。地处洞庭腹地的沅江,拥有45万亩得天独厚的芦笋资源。

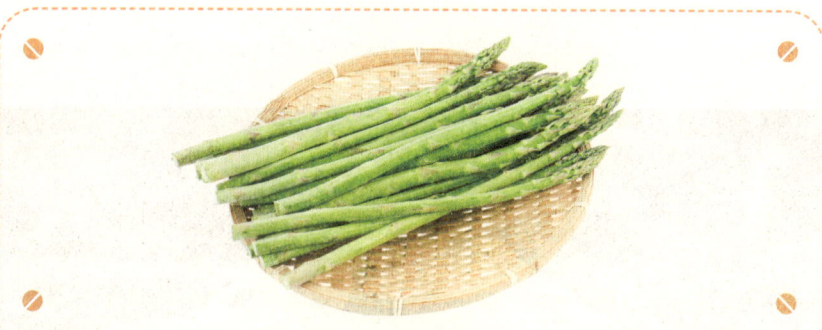

营养成分

叶酸、蛋白质、维生素A、维生素B、锌、铁、锰等。

功效

芦笋含有丰富的类黄酮和多酚等,可对抗自由基,减缓老化过程,并预防多种慢性疾病,如癌症、心血管疾病等。其中还富含丰富的钾,能够调节心率和血压,降低中风和心脏病的风险。芦笋含有天然利尿剂,有助于滋润皮肤,增加皮肤弹性和光泽度,有助于预防水肿和关节炎等疾病。

清炒鲜芦笋

原料： 芦笋、红椒、黄椒。

调料： 食用油、盐、生抽、蒜末。

制作步骤：

首先，将芦笋清洗干净，去除老化的根部，并将其斜切成小段备用，红椒、黄椒洗净切菱形片备用。在锅中加水，加入少许盐和几滴油，水开后将切好的芦笋段放入锅中焯水约1分钟，然后立即捞出过一遍冷水，以保持芦笋的脆嫩口感。

锅热后加入适量的油，待油热后加入蒜末炒香，然后迅速加入焯好水的芦笋段进行翻炒，再加入红椒、黄椒、盐、生抽等，翻炒均匀后即可出锅。

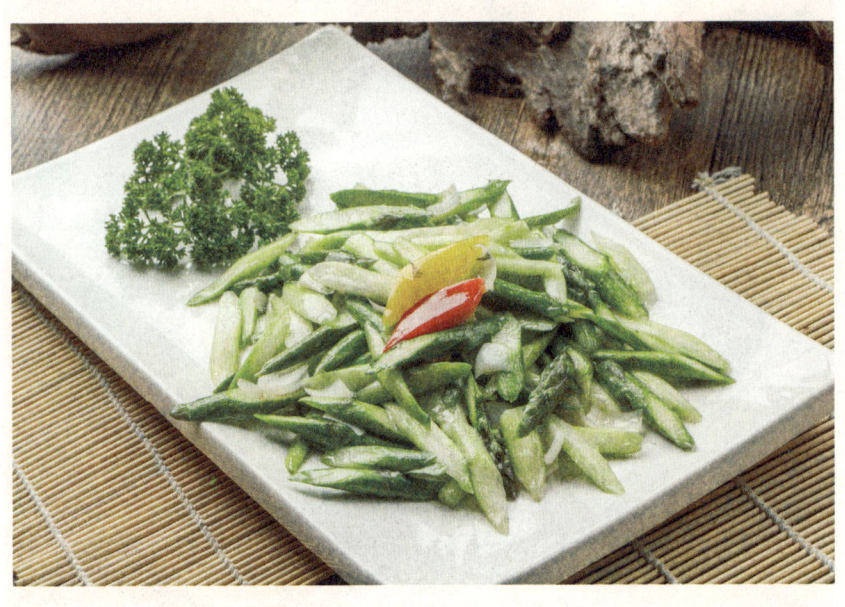

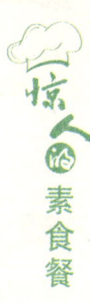

芦笋炒蘑菇

原料： 芦笋、蘑菇。

调料： 食用油、盐、生抽、蒜片、白糖、蚝油、料酒、水淀粉。

制作步骤：

首先，将芦笋斜切成段，蘑菇切片，蒜切片。锅中烧水放入白糖，水开放入芦笋，焯水1分钟捞出。

锅中油热后放入蒜片煸香，加入蚝油，倒入蘑菇，放料酒、开水、盐、生抽，倒入芦笋翻炒，加入鸡精，放入淀粉勾芡，淋上香油，翻炒均匀即可。

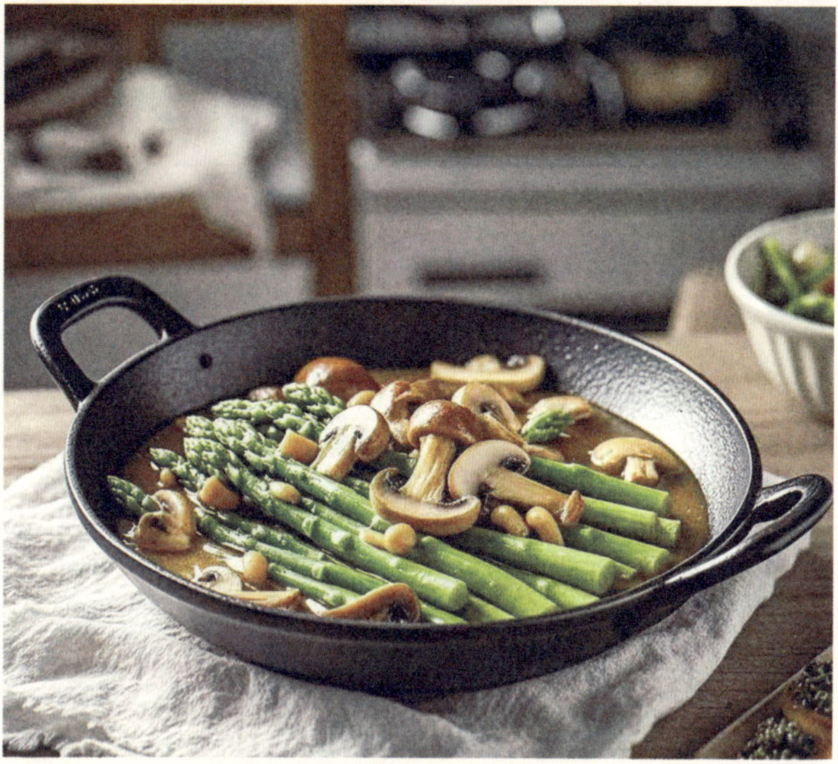